幽门螺杆菌 100 问

主编　白飞虎

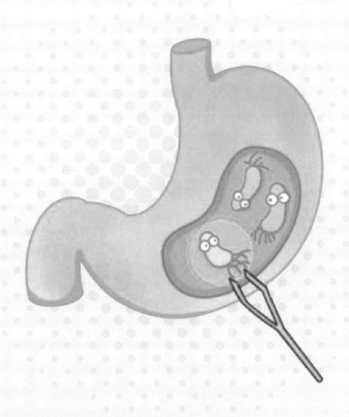

郑州大学出版社

图书在版编目(CIP)数据

幽门螺杆菌100问／白飞虎主编. -- 郑州：郑州大学出版社，
2024.3
　ISBN 978-7-5773-0254-6

　Ⅰ. ①幽… Ⅱ. ①白… Ⅲ. ①幽门螺旋菌－螺杆菌感染－
问题解答 Ⅳ. ①R573.6-44

　中国国家版本馆 CIP 数据核字(2024)第 065324 号

幽门螺杆菌 100 问

YOUMEN LUOGANJUN 100 WEN

策划编辑	陈文静		封面设计	苏永生
责任编辑	陈 思　苏靖雯		版式设计	苏永生
责任校对	侯晓莉		责任监制	李瑞卿

出版发行	郑州大学出版社		地　址	郑州市大学路 40 号(450052)
出 版 人	孙保营		网　址	http://www.zzup.cn
经　销	全国新华书店		发行电话	0371-66966070
印　刷	辉县市伟业印务有限公司			
开　本	710 mm×1 010 mm　1／16			
印　张	6.5		字　数	86 千字
版　次	2024 年 3 月第 1 版		印　次	2024 年 3 月第 1 次印刷

书　号	ISBN 978-7-5773-0254-6		定　价	56.00 元

作者名单

主　编:白飞虎

副主编:张大涯　陈润祥　陈世锅

　　　　黄显凤　吕燕婷　李　达

编　委:张晓冬(海南医学院第二附属医院)

　　　　陈　晨(海南医学院第二附属医院)

　　　　曾　凡(海南医学院第二附属医院)

　　　　黄士美(海南医学院第二附属医院)

　　　　毛凤娇(海南医学院第二附属医院)

　　　　王海花(海南医学院第二附属医院)

　　　　周　硕(海南医学院第二附属医院)

　　　　谢芸倩(海南医学院第二附属医院)

　　　　姚奇岑(海南医学院第二附属医院)

　　　　朱旭丽(内蒙古鄂托克前旗人民医院)

　　　　韦　玲(海南医学院第二附属医院)

　　　　刘正金(海南医学院第二附属医院)

　　　　赵　斌(内蒙古鄂托克旗人民医院)

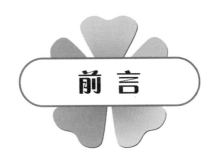

前 言

　　幽门螺杆菌（Helicobacter pylori，HP）是一种革兰氏阴性杆菌，定植于人体胃黏膜，主要通过口-口、粪-口等途径传播。它定植在胃内引起炎症反应，增加炎性细胞浸润，促进胃肠道黏膜破坏细胞因子的释放，引起一系列人体的不适症状，比如恶心、呕吐、嗳气、腹痛、腹胀、便秘、口臭等。我国HP的感染率约为56.22%。HP感染与慢性胃炎、消化性溃疡、胃黏膜相关淋巴组织淋巴瘤和胃癌等消化道疾病有关。世界卫生组织（WHO）的国际癌症研究机构（IARC）在1994年将HP定义为Ⅰ类致癌原。根除HP能有效降低其相关疾病的患病率，因此了解HP感染的相关知识并进行消化道早期筛查极其重要。鉴于此，出版一本适合大众阅读，具有较强科学性、严谨性的HP科普读物显得尤为重要。为此，编者根据多年的临床经验结合自身的理论知识，经过认真编写、严格审校以及多次修改，最终凝练出这本适合大众阅读和学习的《幽门螺杆菌100问》。

　　本书通过查阅大量国内外文献，以一问一答的形式从HP的由来、定植部位、致病机制、传播方式、危险因素由浅入深地介绍这个细菌对胃炎、胃溃疡、胃癌、胃黏膜相关淋巴组织淋巴瘤等胃部疾病，以及其他胃肠外疾病的影响，紧接着开始介绍具体的根除方案、治疗药物的选择、治疗成果评估、治疗后的复发处理措施、药物的不良反应，以及难治性HP的产生、预防、治疗经济效益等。本书以"图文并茂"的形式和通俗易懂的文字帮助读者更好地了解和掌握HP相关知识。希望本书能够让有医学背景的相关人员温故而知新，进一步了解 HP 相关的基本知识和最新进展。另一方面，希望能让无医学背景的普通大众能逐步深入地了解 HP，预防感染或感染后及时规范诊治，提高健康意识并能从中获益。

在本书编写过程中，中国疾病预防控制中心、第四军医大学西京消化病医院消化专家给予了大力支持，在此深表谢意！由于编写水平的限制及医学知识的不断更新，文中难免出现疏漏和不妥之处，敬请广大读者提出宝贵意见，以便不断改进。

白飞虎

2023 年 12 月

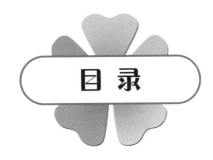

目　录

1. 幽门螺杆菌是如何被发现的?

　　1979 年罗宾·沃伦(Robin Warren)就职于澳大利亚珀斯皇家医院,他在高倍显微镜下发现了外形像弯曲 S 形或弧形的细菌,但因当时公认胃内环境是无菌状态,所以同事们都不认可他的发现,认为是标本污染导致。1981 年同家医院的巴里·马歇尔(Barry Marshall)需要发表一篇科研论文,机缘巧合下与 Robin Warren 认识,并建立合作关系,为 Robin Warren 提供胃黏膜活检标本,而 Robin Warren 的工作是从胃炎和消化性溃疡患者的胃镜活检标本中分离培养这种细菌。1982 年,Robin Warren 在培养基上发现了该细菌。1984 年 Robin Warren 和 Barry Marshall 将他们的研究成果在《柳叶刀》公开发表,并将该细菌命名为"幽门螺杆菌",当时研究幽门螺杆菌热潮席卷全球。2005 年,2 位科学家获得了诺贝尔生理学或医学奖。

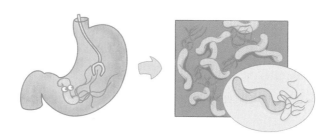

2. 为什么说幽门螺杆菌是一种致病菌?

　　幽门螺杆菌是胃肠道感染最常见的一种致病菌,它定植在胃内引起炎症反应,增加炎性细胞浸润,促进胃肠道黏膜破坏细胞因子的释放。

1994 年,世界卫生组织将幽门螺杆菌列为 I 类致癌原。幽门螺杆菌感染与慢性胃炎、消化性溃疡、胃黏膜相关淋巴组织淋巴瘤、胃癌等消化疾病相关。此外,幽门螺杆菌与胃肠外疾病也有一定的相关性,比如心血管疾病、代谢性疾病、缺铁性贫血、特发性血小板减少性紫癜等。

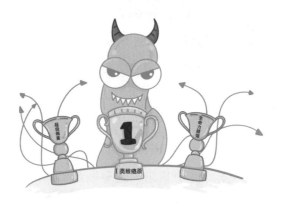

3. 幽门螺杆菌感染后定植在人体哪个部位?

幽门螺杆菌具有鞭毛结构,运动极其灵活,主要定植在人类胃黏膜层。幽门螺杆菌定植需要三个步骤:第一是在胃酸条件下入侵,其分泌的高活性尿素氮可以分解氨并中和胃酸,使胃内 pH 值上升,从而起到自我保护作用,同时调节脲酶活性,将黏液凝胶向黏弹性流体转换,使幽门螺杆菌更容易进入宿主细胞;第二是通过鞭毛结构侵入基底层;第三是黏附素与宿主细胞的受体相结合,使细菌渗入胃黏膜上皮细胞。

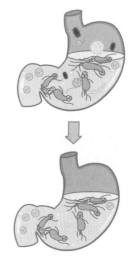

4. 幽门螺杆菌致病的毒力因素有哪些？

幽门螺杆菌致病的主要毒力因素包括外膜囊泡（OMV）、空泡细胞毒素（VacA）、细胞毒素相关基因产物（CagA）、原核细胞外膜蛋白（OMP）、外膜孔蛋白（OipA）等。*CagA* 是研究最多的幽门螺杆菌毒力基因之一。*CagA* 阳性与幽门螺杆菌毒性、胃肠道疾病的严重程度相关。*CagA* 基因的表达水平越高，致病性越强。幽门螺杆菌可分为表达 CagA/VacA 蛋白的 I 型菌株组和不表达 CagA/VacA 蛋白的 II 型菌株组。幽门螺杆菌 I 型被确定为海南省的优势菌株，与消化性溃疡发病率增加密切相关，因此应尽早接受根除治疗。

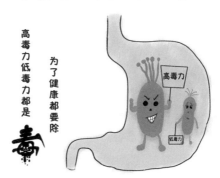

5. 存在无害/有益的幽门螺杆菌吗？

人类在儿童期即可感染幽门螺杆菌，若不进行根除治疗可造成终身感染。慢性胃炎、消化性溃疡、胃黏膜相关淋巴组织淋巴瘤、胃癌与感染幽门螺杆菌密切相关。1994 年，世界卫生组织将幽门螺杆菌列为 I 类致癌原。2015 年发表的《幽门螺杆菌胃炎京都全球共识报告》强调，一旦感染就要接受根除治疗，除非有不可抗力的因素。

6. 幽门螺杆菌感染通过什么机制致病？

幽门螺杆菌主要通过宿主信号通路和胃内诱导的间接炎症反应等机制致病，但仍存在较大争议。幽门螺杆菌分泌多种毒素（如氨、溶血卵磷脂和乙醛等）是破坏宿主组织损伤的重要原因。幽门螺杆菌也通过相关的毒力因子如 VacA、CagA、OMP 等侵入、定植并黏附在胃黏膜组织，造成胃黏膜的长期慢性炎症和损伤。

7. 无症状幽门螺杆菌感染者是健康携带者吗？

幽门螺杆菌感染后，胃黏膜会发生慢性活动性炎症、萎缩、不完全或完全肠上皮化生、原位癌，最终发展成侵袭性胃癌。慢性萎缩性胃炎伴或不伴肠上皮化生的感染者均应接受根除治疗，可改善胃黏膜炎症状态，甚至逆转黏膜萎缩、肠上皮化生。有症状感染者和无症状感染者消化性溃疡、胃黏膜糜烂和萎缩性胃炎的检出率无明显差异性，同样具有传染性。

8. 为什么说幽门螺杆菌胃炎是一种感染性疾病？

感染性疾病指致病微生物通过不同方式引起人体发生感染并出现临

床症状的疾病。幽门螺杆菌感染后可造成胃黏膜慢性活动性炎症。巴里·马歇尔（Barry Marshall）在 1985 年为验证幽门螺杆菌感染与胃炎相关，自愿服用培养的细菌从而患有胃炎。2005 年，幽门螺杆菌感染被列入我国传染病学教材，从 2015 年发表《幽门螺杆菌胃炎京都全球共识报告》开始，幽门螺杆菌被确定为一种感染性病原菌。

9. 幽门螺杆菌感染可引起哪些疾病？

幽门螺杆菌感染与胃肠道疾病相关，比如慢性胃炎、消化性溃疡、胃黏膜相关淋巴组织淋巴瘤、胃癌等疾病。幽门螺杆菌与胃肠外疾病也有相关性，比如心血管疾病、代谢性疾病、缺铁性贫血、特发性血小板减少性紫癜、维生素 B_{12} 缺乏症、自身免疫性甲状腺病、慢性荨麻疹、帕金森综合征、阿尔茨海默病、类风湿关节炎、焦虑、抑郁等。

10. 为什么幽门螺杆菌感染后可产生不同的临床结局？

幽门螺杆菌感染后的临床结局与其菌株的定植黏附、毒力因子，宿主的易感性、反应性和社会环境等因素相关。毒力因子 VacA 可直接破坏或通过免疫损伤胃黏膜，在胃溃疡和胃癌中发挥重要作用。不同菌株 VacA 的不同等位基因产生的毒素水平不同，比如 s1-m2 型菌株产生低到中水平的毒素，而 s1-m1 型菌株产生高水平的毒素。宿主表达白细胞介素-1（IL-1）、肿瘤坏死因子-α（TNF-α）、IL-10 的基因多态性可造成幽门螺杆菌的持续性感染，与胃溃疡、萎缩性胃炎和胃癌等疾病相关。此外,饮水习惯,接受过口嚼食物,饮用不洁水源,经常食用腌制、熏制食物等因素可增加宿主对幽门螺杆菌感染的易感性。

11. 幽门螺杆菌感染后产生的结局可以预测吗？

目前幽门螺杆菌感染后发生何种疾病的决定因素仍不完全清楚,涉及幽门螺杆菌毒力因子、宿主遗传因素和环境因素等多方面综合作用的结果。结合多种风险因素的预测模型提高了诊断准确性,应在未来的研究中得到验证。

12. 目前幽门螺杆菌根除指征包括哪些？

幽门螺杆菌根除指征包括:①幽门螺杆菌感染;②消化性溃疡(无论是否活动和有无并发症史);③胃黏膜相关淋巴组织淋巴瘤;④幽门螺杆菌感染伴消化不良症状;⑤幽门螺杆菌胃炎;⑥早期胃肿瘤已行内镜下切除或手术胃次全切除;⑦长期服用质子泵抑制剂;⑧胃癌家族史;⑨计划长期服用非甾体抗炎药;⑩不明原因的缺铁性贫血;⑪特发性血小板减少性紫癜;⑫增生性胃息肉病。

13. 如何解释世界卫生组织提出的"治疗所有幽门螺杆菌阳性者,如无意治疗就不要检测"？

这一要点的提出是基于以下事实。

（1）幽门螺杆菌感染均会致病，至少是慢性活动性胃炎。

（2）幽门螺杆菌感染者会发生消化性溃疡（包括出血、穿孔等并发症）、胃黏膜相关淋巴组织（MALT）淋巴瘤等严重疾病。

（3）幽门螺杆菌感染是胃炎最主要的致病因素，也是预防胃癌最重要的可控危险因素，几乎所有的幽门螺杆菌现症感染者均存在不同程度的胃黏膜炎症。

（4）2015 年，《幽门螺杆菌胃炎京都全球共识报告》将幽门螺杆菌胃炎定义为感染性疾病，并推荐所有无制衡因素的感染者均接受根除治疗，此后诸多共识接受了这一观点。

14. 如何解释《幽门螺杆菌胃炎京都全球共识报告》提出的"治疗所有幽门螺杆菌阳性者，除非有抗衡因素"？

①幽门螺杆菌胃炎是一种感染性疾病；②幽门螺杆菌感染均会致病（至少存在慢性活动性胃炎，可产生消化不良症状，也可发生消化性溃疡、胃癌和胃黏膜相关淋巴组织淋巴瘤等严重疾病）；③根除幽门螺杆菌可以预防和/或治疗上述疾病；④无症状感染者最终发生的结局难以预测，这一情况类似于无症状的结核或梅毒感染；⑤所有感染者均具有传染性。

研究表明，根除幽门螺杆菌，预防和治疗其相关疾病具有成本-效果比优势，根除幽门螺杆菌的负面影响（可能会增加胃食管反流病、肥胖、哮喘等疾病发病率以及可能会干扰人体菌群等）远远小于上述正面作用。我国人群中幽门螺杆菌感染率很高（40%～60%），感染的人口基数颇大，幽门螺杆菌耐药率高，根除率下降或显著下降，再感染率较高，这些因素在很大程度上制约了全面筛查和根除幽门螺杆菌工作的进行。

15. 为什么根除幽门螺杆菌很有必要？

根除幽门螺杆菌可降低患胃癌的风险,并有效预防消化性溃疡和幽门螺杆菌相关性消化不良。数据表明,在胃癌高发的亚洲国家实施预防胃癌的"幽门螺杆菌根除策略"将具有成本效益。在我国,内镜检查、幽门螺杆菌检测以及大多数根除幽门螺杆菌的药物成本低,早期胃癌的检出率低。根除幽门螺杆菌只需要短期治疗,但在根除幽门螺杆菌后可以达到预防幽门螺杆菌相关疾病的长期效果。因此,在胃癌高发国家实施预防胃癌的"幽门螺杆菌根除战略"应该是划算的。

16. 什么是消化不良处理中的幽门螺杆菌 "检测和治疗" 策略？

幽门螺杆菌"检测和治疗"策略是用非侵入性方法(尿素呼气试验或粪便抗原试验)检测幽门螺杆菌,发现阳性者即给予根除治疗的策略,国际上广泛用于未经调查消化不良的处理。这一策略的优点是不需要胃镜检查,就可以使部分消化不良患者症状缓解,缺点是有漏检上消化道肿瘤的风险。在胃镜检查费用高和上消化道肿瘤发病率低的地区实施有较高成本-效果比优势。根除幽门螺杆菌是消化不良的一线治疗方案。这一策略不适用于胃癌高发区的消化不良患者。在胃癌低发区实施这一策略,排除有报警症状(消化道出血表现、体重减轻、吞咽困难和持续呕吐等)和胃癌家族史者,并将年龄阈值降至 35 岁以下可显著降低漏检上消化道肿瘤的风险。我国胃镜检查普及度广,小于 35 岁无报警症状消化不良患者处理中,胃镜检查作为备选或首选,可取决于患者意愿。

17. 体检发现的无症状幽门螺杆菌感染者需要根除治疗吗？

幽门螺杆菌胃炎已被定义为一种传染病,所有幽门螺杆菌感染的患者都应该接受根除治疗。目前,我国成人幽门螺杆菌感染患病率可达50%,因此,积极筛查和治疗所有幽门螺杆菌阳性患者是不切实际的。目前,根除幽门螺杆菌仍需适应证,使检测和治疗可能获得更大益处。

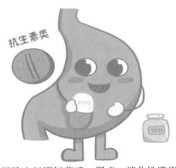

根除幽门螺杆菌后，胃炎、消化性溃疡、胃癌和其他疾病的发病率显著降低

18. 根除幽门螺杆菌的抗衡因素有哪些？

根除幽门螺杆菌的抗衡因素是相对的,可分成总体和个体。总体包括全面开展筛查检测和根除幽门螺杆菌治疗方案,抗衡因素包括卫生资源优先度安排和社区高再感染率。此外,高龄者的药物不良反应率增加,不良反应耐受性降低,预防胃癌的获益可能会降低,因此需要在根除治疗获益和不利两方面权衡后抉择。

幽门螺杆菌胃炎是可传的感染性疾病,并且有家庭聚集现象,几乎所有的幽门螺杆菌现症感染者均存在不同程度的胃黏膜炎症。2015年,《幽门螺杆菌胃炎京都全球共识报告》将幽门螺杆菌胃炎定义为感染性疾病,并推荐所有无制衡因素的感染者均接受根除治疗,此后诸多共识接受了这一观点。《中国居民家庭幽门螺杆菌感染的防控和管理专家共识》提出"以家庭为单位,防控幽门螺杆菌感染"的新策略,家庭成员共同治疗可阻断幽门螺杆菌感染在家庭中的传播,有助于减少根除后的再感染。首次将"建议家庭成员中与感染者共同居住且无抗衡因素的成年人检测和根除幽门螺杆菌"纳入共识意见。共识依然推荐对未经检查的消化不良患者可实施幽门螺杆菌"检测和治疗"策略,但应结合当地上消化道肿瘤发病率、成本-效益比、患者的年龄和意愿等因素。对于幽门螺杆菌感染伴消化不良症状的患者,应进行根除幽门螺杆菌治疗。

19. 幽门螺杆菌感染和根除对慢性胃炎有何影响？

幽门螺杆菌感染是诱发慢性活动性胃炎的主要病原体,全世界约4亿人感染幽门螺杆菌。胃癌(gastric cancer,GC)是全世界的主要癌症之一。中国从2008年开始制订了政府资助的胃癌国家筛查计划,并有效降低了胃癌发病率和病死率,幽门螺杆菌感染可导致胃黏膜慢性持续性炎性病变,已被公认为胃癌的典型病因。大规模的、全国性的、基于家庭的流行病学研究表明,中国家庭幽门螺杆菌感染率高达71.2%。然而,只有3%的幽门螺杆菌感染者发展为胃癌,这表明胃非幽门螺杆菌微生物群参与胃癌发生。研究报告,肠道微生物群可以加速胃癌发生,而抗生素可以延缓幽门螺杆菌感染或未感染的转基因胰岛素胃泌素小鼠模型胃癌的发展。

20. 幽门螺杆菌感染和根除对消化性溃疡有何影响？

消化性溃疡（peptic ulcer，PU）是一种常见的疾病，症状严重，病因复杂，但最重要的原因仍然是幽门螺杆菌感染。研究表明，高达85%的消化性溃疡患者存在幽门螺杆菌，80%~90%的胃和十二指肠溃患者有与幽门螺杆菌相关的病因，幽门螺杆菌感染患者患消化性溃疡的终生风险高3~10倍。

消化性溃疡作为消化系统最常见的慢性疾病之一，严重降低患者的生活质量，给患者带来很大的困扰。因此，分析抗幽门螺杆菌后消化性溃疡出血和复发的危险因素很重要。幽门螺杆菌治疗可预防消化性溃疡复发并改善患者预后。

根除幽门螺杆菌可达到如下效果：①显著降低溃疡复发率；②显著降低溃疡并发症的发生率；③促进溃疡愈合和提高溃疡愈合质量。

21. 幽门螺杆菌感染和根除对消化不良有何影响？

消化不良是指位于上腹部的胃及十二指肠一种或一组症状，主要表现为上腹部疼痛和灼热、餐后腹胀、早期饱腹感、恶心和呕吐。按病因可分为器质性消化不良和功能性消化不良。据报道，功能性消化不良的全球发病率为7%~45%。

功能性消化不良的发病机制尚不明确，但越来越多的数据表明主要为幽门螺杆菌感染、心理因素、胃肠道激素分泌紊乱等协同作用所致。幽门螺杆菌不仅导致胃器质性损害,还参与多种胃肠动力性疾病的发生发展。幽门螺杆菌影响胃肠动力的机制复杂,包括直接作用,如影响胃肠激素和神经肽的分泌、减少卡哈尔间质细胞、导致低度炎症等,也可通过脑-肠-微生物轴、神经免疫、神经内分泌等途径间接影响胃肠动力。

在幽门螺杆菌高度流行的地区,功能性消化不良的患者根除幽门螺杆菌后,症状缓解的机会可增加 3.6 ~ 13.0 倍。根除幽门螺杆菌不仅可以预防消化不良症状的发生,而且与其他治疗方案相比,是最有效和最经济的方案。

22. 幽门螺杆菌感染和根除对胃癌有何影响?

国际癌症研究中心将幽门螺杆菌感染列为胃癌发生的第一危险因素,我国流行病学调查显示,在幽门螺杆菌阳性检出率较高的地区,如新疆,其胃癌发生率也较高。幽门螺杆菌的致癌机制是一个多因素、多阶段、多基因变异的过程。

胃癌中,肠型胃癌占大部分。肠型胃癌目前已被认为是一种可预防的疾病,一级预防(根除幽门螺杆菌,纠正不良饮食习惯)和二级预防(胃癌筛查、高危人群随访)有效结合,可使肠型胃癌的发生风险降低 90%。根除幽门螺杆菌总体上可降低 50% 以上胃癌发生风险,在胃黏膜萎缩/肠上皮化生发生前根除则基本上可消除胃癌发生风险。早期胃癌内镜下治疗后,根除幽门螺杆菌也可显著降低异时性胃癌发生率。因此,幽门螺杆菌可作为胃癌或胃肠道疾病的可控因素。在瑞典的一项研究中,对胃癌患者随访的时间越长,根除幽门螺杆菌预防胃癌发生的结果越显著,且在幽门螺杆菌根除患者中胃癌累计发病率较低。

23. 幽门螺杆菌感染和根除对胃黏膜相关淋巴组织淋巴瘤有何影响?

黏膜相关淋巴组织淋巴瘤是一种常见的非霍奇金淋巴瘤,约占非霍奇金淋巴瘤总病例数的 9%,且胃肠道多发。幽门螺杆菌感染是胃黏膜相关淋巴组织淋巴瘤的主要病因,正常胃黏膜缺乏淋巴组织,而 HP 在胃黏膜定植后对胃黏膜的慢性抗原刺激形成边缘区 B 细胞浸润,并在此基础上发生黏膜相关淋巴组织淋巴瘤。1993 年,文献报道中幽门螺杆菌就被考虑为胃黏膜相关淋巴组织淋巴瘤的主要病因之一,且与病理类型无关。

亦有研究显示,单纯根除幽门螺杆菌治疗可使 70%～90% 幽门螺杆菌阳性的早期胃黏膜相关淋巴组织淋巴瘤患者获得完全和持久缓解,处于晚期阶段的患者也可得到不同程度缓解;幽门螺杆菌根除治疗对胃黏膜相关淋巴组织淋巴瘤不可或缺。因此,无论胃黏膜相关淋巴组织淋巴瘤患者的分期如何,目前根除幽门螺杆菌治疗是胃黏膜相关淋巴组织淋巴瘤的一线治疗方法。

24. 根除幽门螺杆菌对其他胃病有何影响?

中国《第四次全国幽门螺杆菌感染处理共识报告》将胃增生性息肉、淋巴细胞性胃炎和巨大肥厚性胃炎列为根治幽门螺杆菌适应证。胃增生性息肉常见于萎缩性胃炎和幽门螺杆菌相关性胃炎患者。根除幽门螺杆菌可减少约70%的增生性息肉。随机对照研究表明，在根除幽门螺杆菌后，大约一半的淋巴细胞性胃炎被消除。多个病例报道显示，根除幽门螺杆菌可有效治疗巨大肥厚性胃炎。

拉塞尔小体胃炎（Russell body gastritis，RBG）是一种罕见的胃黏膜病，其胃黏膜中含有拉塞尔小体浆细胞的胃炎。据相关报道，大多数拉塞尔小体胃炎与幽门螺杆菌相关，根除幽门螺杆菌后病情获得改善。

胃弥漫性大 B 细胞淋巴瘤（diffuse large B-cell lymphoma，DLBCL）不同于胃黏膜相关淋巴组织淋巴瘤，其恶性程度高于后者；胃黏膜相关淋巴组织淋巴瘤已被纳入幽门螺杆菌根除指征。一些研究表明，60%～70%的早期胃弥漫大 B 细胞淋巴瘤患者在根除幽门螺杆菌后可以达到完全或部分缓解，因此在日本更新的《胃恶性淋巴瘤诊疗指南》中已推荐将幽门螺杆菌作为根除的指征。

25. 幽门螺杆菌感染对不明原因缺铁性贫血有何影响？

缺铁性贫血（iron deficiency anemia，IDA）为临床中常见贫血类型，为各种原因引起机体缺铁而导致的贫血疾病。幽门螺杆菌在许多研究中被认为是不明原因缺铁性贫血的致病因素；幽门螺杆菌阳性能增加缺铁性贫血发生风险，幽门螺杆菌感染能影响胃肠道对铁元素吸收，导致低血清铁蛋白和血红蛋白水平，促进缺铁性贫血的发生、发展，影响患者治疗效果。

累积证据表明，不明原因 IDA 患者中50%以上由幽门螺杆菌感染所致，根除幽门螺杆菌可使约70%患者得到彻底治愈，根除幽门螺杆菌的同时补充铁剂能获得更显著的效果。2017 年,《幽门螺杆菌感染的管理——马斯特里赫特 V/佛罗伦萨共识报告》中提出,不明原因缺铁性贫血患者必须接受幽门螺杆菌感染检测和治疗,但是推荐等级较弱。

26. 幽门螺杆菌感染和根除对特发性血小板减少性紫癜有何影响?

特发性血小板减少性紫癜(idiopathic thrombocytopenic purpura, ITP)是临床上最常见的一种血小板减少性疾病,主要表现为出血、外周血小板减少、骨髓巨核细胞增多或正常伴成熟障碍、血小板自身抗体的出现。近年来大量的研究发现,ITP 患者有较高的幽门螺杆菌感染率,大部分研究认为幽门螺杆菌的感染对 ITP 的发病可能起到一定的作用,清除幽门螺杆菌对大部分 ITP 患者有一定的益处。

1998 年,加斯巴里巴等报道 18 例 ITP 患者中有 11 例感染幽门螺杆菌,并发现给予 ITP 患者抗幽门螺杆菌治疗后,血小板有不同程度的提升,抗血小板抗体消失。研究显示,对特发性血小板减少性紫癜进行抗幽门螺杆菌治疗,可显著提高治疗有效率,改善患者各项血液指标。目前《国际成人和儿童幽门螺杆菌感染处理共识/指南》均将慢性 ITP 列为根除指征。

27. ^{14} C 尿素呼气试验安全吗?

^{14}C 尿素呼气试验是诊断幽门螺杆菌感染的常用方法,它是一项快速、方便的无创检查方法,还可以作为判断幽门螺杆菌感染严重程度的参

考指标;其放射性损伤极小,是美国食品药品管理局认可的安全检查方法。《Maastricht Ⅲ共识报告》中推荐^{14}C尿素呼气试验用于检测感染是否根除。尽管^{14}C尿素呼气试验安全性很高,但毕竟^{14}C是放射性同位素,而且有无放射性的^{13}C尿素呼气试验可以替代,因此国内外幽门螺杆菌感染处理共识均认为^{14}C尿素呼气试验不能用于儿童和孕妇。^{14}C尿素的生物半衰期很短(6小时),因此有一定间隔时间的备孕期男女不在此限。鉴于^{14}C尿素呼气试验具有较高的安全性,国家相关部门文件明确指出,医疗机构使用^{14}C尿素呼气试验试剂盒诊断幽门螺杆菌感染不需要持有"放射用药许可证"(免放射性管理),也不需要采取任何辐射防护措施。

28. 呼气试验的检测值是否与幽门螺杆菌数量呈正相关?

^{13}C尿素呼气试验利用幽门螺杆菌产生大量的尿素酶分解尿素产氨,让患者服用经^{13}C标记的尿素,通过测定经幽门螺杆菌分解产生的含放射性的CO_2以反映胃内幽门螺杆菌的感染情况。

尿素呼气试验的检测值(DOB或DPM)受很多因素影响,除了胃内幽门螺杆菌的实际数量及幽门螺杆菌的尿素酶量/活性,还包括同位素尿素剂量/剂型(胶囊、非胶囊)、有无试餐和试餐种类、胃排空时间、幽门螺杆菌密度(数量)、气体收集时间、检测仪器种类/敏感性等。若能严格控制除细菌密度外的其他影响因素,则幽门螺杆菌密度与尿素呼气试验的检测值基本相关。

国内的一项研究显示,不同幽门螺杆菌感染的细菌密度和^{14}C尿素呼气试验检测值存在差异。随着检测值的增加,幽门螺杆菌感染密度也随

31. 什么是幽门螺杆菌血清学诊断？

幽门螺杆菌感染可引起人体产生抗幽门螺杆菌抗体，包括 IgG、IgA 和 IgM 抗体。通过采血，使用含有幽门螺杆菌特异性抗原的试剂盒，检测血清中的抗体。这一方法具有简便、快速、非侵入性以及价格低廉等优势。

最常用的血清学诊断方法是检测血清中的抗幽门螺杆菌 IgG 抗体，该方法只能提供定性而非定量的结果。由于这一抗体在胃幽门螺杆菌被根除后，仍可在血清中持续存在较长时间，因此它有以下局限性：①阳性结果不能区别是当前感染还是过去感染，故无法作为根治依据；②不适用于评价根除治疗的效果。

幽门螺杆菌具有多种不同的抗原亚型，其部分抗原与其他细菌有交叉反应性，因此，使用不同试剂检测幽门螺杆菌感染时，需要考虑其在不同人群中的准确性和适用性。血清学诊断方法能反映人群中幽门螺杆菌感染的情况，因此它主要适用于进行幽门螺杆菌感染的流行病学调查和监测。

血清学方法检测幽门螺杆菌感染的一个优点是，它不会受到检测前使用抑酸药（如质子泵抑制剂等）、铋剂、抗生素等药物的干扰。在下列情况中，其他方法检测幽门螺杆菌可能出现假阴性结果，如果近期没有进行过根除治疗，而血清学方法检测结果为阳性，则可以认为是当前感染，并进行相应的根除治疗：①消化性溃疡出血、重度弥漫性萎

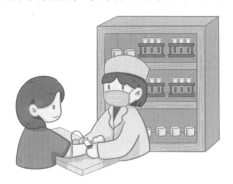

缩性胃炎、胃黏膜相关淋巴组织淋巴瘤等;②无法停用质子泵抑制剂等药物。

32. 什么是幽门螺杆菌粪便抗原检测?

幽门螺杆菌粪便抗原检测(Helicobacter pylori stool antigen test)是一种基于免疫学反应的非侵入性检测方法,能够直接检测幽门螺杆菌感染的存在与否。幽门螺杆菌定植于胃黏膜上皮细胞表面,可随胃黏膜上皮细胞更新而脱落,经胃肠道从粪便排出。该方法应用幽门螺杆菌特异的抗体(多克隆或单克隆),与粪便中的幽门螺杆菌抗原结合,产生可视化的信号。

因此,用免疫学方法(酶免疫分析法或免疫层析法)检测粪便中的幽门螺杆菌抗原即可判定受检者是否有幽门螺杆菌现症感染。

应用单克隆抗体的幽门螺杆菌粪便抗原检测幽门螺杆菌的准确性与尿素呼气试验基本相当。相比之下,幽门螺杆菌粪便抗原检测的其他优点是:①不需要口服任何试剂,适用于所有年龄和类型的受检查者,如婴幼儿、精神障碍患者、胃部分切除术后患者等;②不需要昂贵的仪器,操作安全、简便、快速;③检测结果不受应用质子泵抑制剂影响。

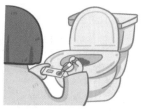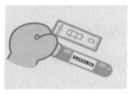

由于不同幽门螺杆菌菌株抗原存在差异,幽门螺杆菌粪便抗原检测

试剂检测准确性在应用前需在当地进行验证。虽然幽门螺杆菌粪便抗原检测有不少优点,但由于粪便标本收集不便和标本需要冷藏或冷冻保存,影响接受度,其在临床上的应用不如尿素呼气试验普遍。

33. 什么是幽门螺杆菌感染的分子诊断?

幽门螺杆菌是一种能够在人类胃黏膜中定植的革兰氏阴性菌,与胃溃疡、胃癌等消化道疾病密切相关。幽门螺杆菌的分子诊断主要是检测其相关基因。通过聚合酶链反应(例如 PCR、Real-time PCR、nested PCR 等)技术检测幽门螺杆菌相对保守基因,可用于幽门螺杆菌感染的诊断等。这一诊断方法适用于唾液、牙垢斑、粪便、水源等标本的幽门螺杆菌检测,需要注意的是这一方法是检测幽门螺杆菌 DNA,检测阳性并不反映存在活菌,主要用于流行病学调查。因此,幽门螺杆菌的分子检测技术不仅可以快速、准确地诊断幽门螺杆菌感染,还可以为幽门螺杆菌的治疗、预防和控制提供重要依据。

除了用于幽门螺杆菌感染诊断外,幽门螺杆菌的分子检测技术还有以下作用:①耐药基因检测,筛查幽门螺杆菌耐药相关基因,用于耐药性预测。例如,幽门螺杆菌对克拉霉素等抗生素耐药时,存在一些基因点突变,利用培养的幽门螺杆菌菌株、胃黏膜活检标本病理检查留存的石蜡块、快速尿素酶试验后留存的胃黏膜标本或粪便,检测幽门螺杆菌克拉霉素耐药相关基因点突变,预测其耐药性。②毒力基因分析,可以检测幽门螺杆菌 Cag 致病岛、Cag A、Vac A 及其亚型等,用于科研和临床。这些基因与幽门螺杆菌的致病性和致癌性有关,可以帮助评估感染者的发病风险和治疗方案。③溯源分析,幽门螺杆菌是目前发现的各种细菌中菌株基因多态性最显著的细菌之一,利用菌株基因序列多态性能很好地进行传染源分析。这对于了解幽门螺杆菌的传播途径和演化历史有重要意义,也可以为防控措施提供参考。

34. 内镜观察胃黏膜可以诊断幽门螺杆菌感染吗?

幽门螺杆菌是一种能够在胃黏膜中生存和繁殖的细菌,它可以引起慢性活动性胃炎,从而导致胃黏膜的萎缩和肠上皮化生。在这些病变的基础上,部分幽门螺杆菌感染者还可能发生胃溃疡和十二指肠溃疡,少部分感染者还可能增加胃癌和胃黏膜相关淋巴组织淋巴瘤的风险。这些幽门螺杆菌感染相关的疾病可以通过内镜检查获得诊断和初步评估。那么,在胃镜检查时通过内镜下观察是否可诊断幽门螺杆菌感染呢?

随着内镜技术的进步,内镜可以清晰地观察到胃黏膜的一些微小病变,从而为诊断幽门螺杆菌感染提供一定的依据。日本学者最先开展内镜观察诊断幽门螺杆菌感染,2014 年出版的《京都胃炎分类》(与《幽门螺杆菌胃炎京都全球共识》内容不同)已做了初步总结:内镜观察胃黏膜可分成无幽门螺杆菌感染、幽门螺杆菌感染和既往幽门螺杆菌感染 3 类。这就意味着,内镜下不仅能做出幽门螺杆菌现症感染诊断,而且能够做出既往感染的诊断。内镜观察到下列变化提示有幽门螺杆菌感染:弥漫性黏膜充血、红点、结节状(呈"鸡皮样")、黏膜皱襞增粗、集合静脉规则排列模糊/消失等,可伴有胃黏膜萎缩/肠上皮化生等病变。我国也有一些学者进行了相关验证。

然而,目前内镜观察诊断幽门螺杆菌感染存在以下问题:①对这些内镜下变化的判断,不同检查者之间差异大,需要专门培训。为了提高检查者之间的一致性,可以制定统一的评估标准和培训方案,并定期进行质量控制和评价。②不能仅依靠上述单项变化做出诊断,而是需要依赖组合变化。基于尽可能多的变化组合(计分)做出诊断,才有较高的准确性,因此总体上其诊断幽门螺杆菌感染的敏感性较低。为了提高敏感性,可以结合其他诊断方法,如快速尿素酶试验、组织学检查、尿素呼气试验等,进行综合判断。③目前内镜下诊断幽门螺杆菌感染的敏感性和特异性与常规诊断方法相比还有不少差距。为了缩小这一差距,可以进一步优化内镜下观察的技术和指标,如使用高清晰度、高放大、高分辨率的内镜设备,以及使用特殊的染色剂或荧光探针等,提高对幽门螺杆菌感染的识别能力。

综上所述,内镜下诊断幽门螺杆菌感染的技术和一些观察指标尚待完善,目前主要起可能患有幽门螺杆菌感染的提示作用,一般不作为根除治疗或排除幽门螺杆菌感染的依据。随着内镜技术的发展和研究的深入,内镜检查有望成为诊断幽门螺杆菌感染的有效和可靠的方法之一。

35. 检测幽门螺杆菌前患者需要有什么准备?

除了血清学方法和分子生物学方法外,其他检测幽门螺杆菌的方法都反映了当前存在幽门螺杆菌的活动性感染,也就是所谓的现症感染。一些药物可能会影响幽门螺杆菌的活动,导致检测结果为假阴性。这些药物包括抑制胃酸分泌的药物(如质子泵抑制剂)、各种抗生素、铋剂和某些具有抗感染作用的中药。因此,在检测幽门螺杆菌感染之前,患者至少应该停用质子泵抑制剂2周,停用抗生素、铋剂和某些具有抗感染作用的中药4周。另外,如果接受了根除幽门螺杆菌的治疗,那么在治疗结束后至少4周才能复查幽门螺杆菌是否已经根除。因为治疗结束时,幽门螺杆菌可能处于被根除或被抑制的状态,被根除的细菌不会再复活,但被抑制的细菌可能会恢复活性。因此,如果治疗结束后立即检测,几乎所有接受治疗者都可能呈现阴性结果,但是间隔 4 周后,被抑制的细菌恢复活性后,检测结果就可能呈现阳性。

36. 如何评估幽门螺杆菌感染和根除？

诊断幽门螺杆菌感染和根除有多种方法。幽门螺杆菌是一种能够在胃黏膜上定植的细菌,它是导致消化性溃疡、胃癌等疾病的重要因素,因此需要及时诊断和根除。通过胃镜检查活检取胃黏膜标本,可进行快速尿素酶试验、组织学检测、细菌培养和分子生物学检测等,不通过胃镜检查的检测方法包括尿素呼气试验、幽门螺杆菌粪便抗原检测和血清学检测等。培养和分子生物学检测因技术要求和成本等因素,一般不作为常规诊断方法。血清学方法因不能明确反映现症感染和不能用于治疗后复查,仅推荐用于少数假阴性率高(消化性溃疡出血、重度萎缩性胃炎和胃黏膜相关淋巴组织淋巴瘤等)患者的检测。目前幽门螺杆菌粪便抗原检测在我国很少应用,临床上常用快速尿素酶试验、组织学检测和尿素呼气试验评估。

评估幽门螺杆菌感染:上述 3 种方法任一阳性,即可诊断为幽门螺杆菌感染。但需要注意以下几点。①国内快速尿素酶试验的试剂质量参差不齐,假阳性率普遍偏高;活检取材不满意,易造成假阴性。单独快速尿素酶试验可用于临床,但一般不用于科研,科研需要与组织学检测等结合。②组织学检测常规 HE 染色诊断准确性个体间差异大(需要经验),特殊染色可提高诊断准确性。胃黏膜组织学检查有活动性炎症(中性粒细胞浸润)时,高度提示存在幽门螺杆菌感染。单独组织学检测 HE 染色一般不用于科研。③尿素呼气试验检测值处于临界值附近时,结果不可靠,可间隔一段时间后再次检测或采用其他方法检测。④一些单位快速尿素酶试验和 HE 染色组织学检测同时进行,两种检测结果背离时,可酌情用尿素呼气试验进行甄别。⑤活动期消化性溃疡尤其是十二指肠溃疡,排除服用 NSAID/阿司匹林后,幽门螺杆菌感染的可能性大于 95%。如任一方法检测结果阴性,要高度怀疑假阴性,推荐多方法联合或多次检测。

评估幽门螺杆菌根除:尿素呼气试验是复查的主要方法,检测结果阴性可确定根除成功。需要注意以下几点。①根除幽门螺杆菌治疗后,所有接受治疗者均应进行复查,评估根除是否成功。这是因为目前根除治疗成功率在下降,如果根除未获成功,幽门螺杆菌相关疾病的风险仍然存在。②尿素呼气试验的检测值处于临界值附近时,结果不可靠。③某些患者(胃溃疡、胃黏膜相关淋巴组织淋巴瘤等)根除治疗后需要复查胃镜,此时可用活检标本进行快速尿素酶试验和/或组织学方法,或者用尿素呼气试验进行检测。采用活检标本复查时,推荐多部位、多点活检,因为根除治疗可使细菌发生位移(胃窦向胃角、胃体移动)。

37. 如何评价幽门螺杆菌感染的诊断方法?

诊断幽门螺杆菌感染有多种方法,这些方法各有优缺点,评价这些方法有助于临床抉择。诊断方法的主要评价指标是准确性、费用和便捷性。评价准确性时需要引入诊断幽门螺杆菌感染"金标准"的概念,何种方法作为"金标准"尚有争议。侵入性检测方法中的幽门螺杆菌培养和特殊染色组织学检测可以直接观察到细菌,因此应该是诊断幽门螺杆菌感染真正的"金标准"。然而幽门螺杆菌培养和特殊染色技术要求相对较高,不容易真正达到"金标准"要求(如幽门螺杆菌培养成功率70%~100%，低成功率使"金标准"失色)。将这2种检测方法组合使用，可以提高诊断的可靠性和"金标准"的水平。尿素呼气试验被认为是非侵入性方法中诊断幽门螺杆菌感染的"金标准"，其最高的参照标准是上述真正的"金标准"。而幽门螺杆菌粪便抗原检测和血清学试验的建立多以尿素呼气试验作为参照标准。

近年来，随着分子生物学技术的发展，一些学者提出以分子生物学检测(如 nested PCR 等)作为"金标准"。这类方法检测的敏感性高，但特异性如何保证、需侵入性方法获取标本、其阳性不代表活菌等问题有待解决。分子生物学检测虽然有一定的前景，但目前还不成熟，需要进一步完善和验证。快速尿素酶试验(如不考虑内镜费用)的费用最低，如果在胃镜检查时常规活检，并顺便进行快速尿素酶试验，则非常便捷，阳性即可获得治疗，这建立在检测试剂可靠的条件下。但单一试验不适合用于科研，用于根除治疗后复查时准确性下降。快速尿素酶试验适合于临床诊断和治疗评估，但需要内镜检查。如胃镜检查常规活检，HE 染色组织学检测的费用增加不多，但检测需要经验，特殊染色和培养技术要求高，主要用于科研。组织学检测和培养可以直接观察到幽门螺杆菌的形态和数量，也可以进行药敏试验和基因分型等进一步分析。血清学检测的局限性在于，即使胃内幽门螺杆菌消失后，相关抗体仍可能阳性。血清学检测不能区分现症感染和既往感染，也不能反映根除治疗的效果。血清学检测的优点是非侵入性、费用低廉、操作简单，主要用于流行病学调查和筛查。使用单克隆抗体的幽门螺杆菌粪便抗原检测，其准确性与尿素呼气试验相当，但标本采集和储存不便影响其接受度，目前国内很少应用。幽门螺杆菌粪便抗原检测可以反映胃内幽门螺杆菌的存在和数量，也可以用于根除治疗后复查。尿素呼气试验是非侵入性诊断幽门螺杆菌感染的"金标准"，检测费用不高、非侵入性、操作相对简便，无论是在根除前还是治疗后,都可以应用,也可用于临床和科研,是目前幽门螺杆菌感染诊断最常用的检测方法。尿素呼气试验可以反映胃内幽门螺杆菌的活性和代谢水平,也可以评估根除治疗的效果。

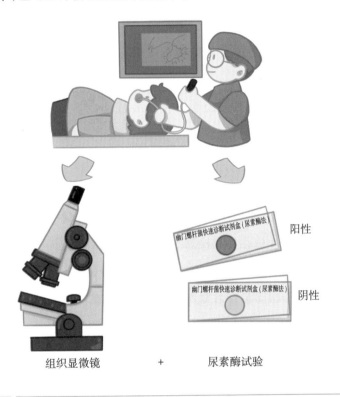

组织显微镜　　　　＋　　　　尿素酶试验

38. 如何提高幽门螺杆菌感染诊断准确性?

幽门螺杆菌感染可引起多种胃十二指肠疾病,并与一些胃肠外疾病密切相关,准确诊断幽门螺杆菌感染是规范化根除治疗的前提。提高幽门螺杆菌感染诊断准确性需要从提高检测试剂质量、规范操作和提高临床医生相关认知等方面着手。

(1)试剂质量的影响因素和验证标准:诊断幽门螺杆菌感染有多种方法,需要应用不同试剂,试剂质量是影响幽门螺杆菌感染诊断准确性最重要的因素。验证所需的相关指标(参照标准、敏感性、特异性等)是评估试剂质量的重要标准。经过验证的检测方法建立后还需要有相应的质控标准以维持日常检测准确性。需要注意的是,文献报道的某一诊断方法准确率并不等同于目前自己应用的同一方法的准确率。目前我国用于诊断幽门螺杆菌感染检测的试剂质量参差不齐,有关部门应加强对试剂的验证和考核。

(2)操作人员培训和规范操作的重要性:厂家提供检测试剂/仪器后,还需要相关人员进行检测操作。操作人员接受良好培训和规范操作也是提高诊断准确性的关键。

(3)临床医生在诊断过程中应注意的要点:临床医生通过选择诊断方法、获取检测标本、患者准备和结果判断参与了幽门螺杆菌感染的诊断过程,因此临床医生应在提高检测准确性方面发挥作用。

选择诊断方法时应注意以下要点:①血清学试验一般不作为现症感染依据,不适用于根除治疗后复查。②如胃镜检查常规活检,快速尿素酶试验值得推荐(便捷,阳性即可治疗),但用于根除治疗后复查假阴性率偏高。③胃黏膜相关淋巴组织淋巴瘤、消化性溃疡出血和严重萎缩性胃炎患者血清学试验阳性可作为现症感染依据。④如需药敏试验,选择幽门螺杆菌培养。⑤胃部分切除后患者呼气试验假阳性率高,可用快速尿素酶试验、组织学方法等检测。

获取胃黏膜标本时应注意以下要点:①多部位、多点活检可提高检测阳性率。②细菌培养需注意标本保存、转运的特别要求。

患者准备时应注意以下要点:①检测前4周内未服用抗生素、铋剂和有抗菌作用中药,2周内未服用PPI。②尿素呼气试验前的禁食时间符合试剂提供方要求。

结果判断时应注意以下要点:①患者是否符合准备要求。②尿素呼气试验检测值处于临界值附近时结果不可靠。③尿素呼气试验检测值与细菌数量不完全呈正相关,治疗后高于治疗前不代表治疗后细菌增加。④胃黏膜病理显示活动性炎症(嗜中性粒细胞浸润),而幽门螺杆菌检测阴性,应高度怀疑假阴性。⑤排除 NSAID 的消化性溃疡幽门螺杆菌检测阴性,要高度怀疑假阴性。⑥多种方法检测结果矛盾时,应客观分析。

39. 如何定义幽门螺杆菌根除?

幽门螺杆菌根除治疗结束后 4 周(或 1 个月)检测幽门螺杆菌阴性,称为根除;不到 4 周检测幽门螺杆菌阴性称为清除。清除的结果不可靠,不能用于临床疗效判断。要判断是否根除,需注意以下两点:①治疗结束后至少 4 周内未应用过抗生素、铋剂、抗感染作用中药或质子泵抑制剂(至少 2 周)。②检测方法能反映当前感染情况(避免血清学方法),检测结果可靠。有研究发现,以根除治疗结束后 4 周作为根除标准,部分已根除的患者在根除治疗结束后 8 周(2 个月)或 6 个月再次检测时,幽门螺杆菌会复阳。至于这些复阳患者是当时未根除还是后来再次感染,目前尚无定论。但多数研究认为是当时未根除。因此,也有学者建议以根除治疗结束后 8 周作为判断是否根除的检测时间点。

40. 如何计算幽门螺杆菌根除率?

幽门螺杆菌的根除率有 3 种表达方式:意向性治疗(intention-to-treat,ITT)根除率、符合方案人群(per-protocol population,PP)根除率和改良的意向性治疗(modified intention-to-treat,MITT)根除率。这 3 种表达方式计算根除率时,分子都是复查时根除者的例数,但因分母表达方式不同而有所差异。ITT 根除率的分母是所有接受治疗者的例数,PP 根除率的分母是完成随访复查者的例数(减去失访例数),而 MITT 根除率的分母是排除依从性差者后所有接受治疗者的例数。通常计算根除率时采用 ITT 和 PP 两项指标,PP 根除率大于或等于 ITT 根除率。PP 根除率和 ITT 根除率之差过大反映了研究中失访的病例数多,会影响结果可靠性。

根除率高低反映了根除方案的优劣。1997—2002 年 Maastricht Ⅰ、Ⅱ 共识推荐可接受的根除率为 ITT 根除率大于 80%。大卫·格雷厄姆教授认为,幽门螺杆菌感染作为一种感染性疾病,根除率大于 80% 作为可接受标准要求偏低,而且有方案可达到更高根除率,为此他在 2007 年推出了幽门螺杆菌根除疗效分级报告卡。该报告卡将根除率分成 5 级,ITT 根除率≥95% 为优秀根除率,90%~94% 为良好根除率,85%~89% 为可接受根除率,81%~84% 为差根除率,≤80% 为不可接受根除率。

随着幽门螺杆菌耐药率上升,这一分级方式受到了挑战:①不少根除方案已难以达到良好级;②同一方案在耐药率不同地区分级不同(低耐药率地区属良好或优秀级,但在高耐药率地区属差或不可接受级)。因此另一教授又提出了另一种标准:敏感菌株中 PP 根除率≥90% 属良好,≥95% 属优秀。

41. 为什么幽门螺杆菌感染不容易得到根除?

幽门螺杆菌感染后不容易得到根除的原因有以下几点。

(1)抗药性:抗药性已经成为全球范围内医学治疗的一大挑战。针对幽门螺杆菌的多种抗生素(如阿莫西林、克拉霉素、四环素和甲硝唑)的过度或不当使用导致了其抗药性的增加。某些情况下,可能需要进行药物敏感性测试,以便选择更有效的抗生素。

(2)生物被膜形成:生物被膜形成不仅为幽门螺杆菌提供了物理屏障,还改变了菌体内部的微环境,使细菌能够更有效地逃避药物和免疫应答。

(3)胃酸环境的保护作用:胃的高酸性环境对大多数微生物来说是一种障碍,但幽门螺杆菌通过产生铵离子来中和胃酸,从而在这种环境中存活。

(4)快速的转录和突变率:幽门螺杆菌的基因组相当稳定,但其表面蛋白和其他毒性因子的快速突变和重组能力使其能适应不断变化的环境和治疗压力。

(5)宿主和菌体之间的相互作用:幽门螺杆菌能够诱导胃黏膜细胞产生某些化学信号物,如细胞因子,这可能会调节宿主的免疫反应并减少细菌被清除的概率。

(6)不完善的治疗方案和患者不良依从性:尽管有多种疗法可用,但没有单一的"金标准"治疗方案。同时,由于疗程长、不良反应明显或治疗成本高等因素,患者可能无法完全遵循医嘱,从而导致治疗失败。

(7)再次感染:在一些发展中和低收入国家,由于卫生条件较差和高密度居住环境,即使成功根除,再次感染的风险也相对较高。

(8)诊断难度:尽管有多种诊断方法(如尿素呼气试验、血清学检测、组织病理学等),但没有一种是绝对准确的。不准确的诊断可能导致治疗的无效性。

(9)社会经济因素:在资源有限的环境中,获取适当的医疗资源和遵循完整的治疗方案可能更为困难,从而影响根除成功率。

42. 根除幽门螺杆菌治疗的抗生素有哪些？

根除幽门螺杆菌通常需要一个组合疗法,这种疗法包括两种及以上的抗生素和一种质子泵抑制剂来减少胃酸分泌。以下是常用于根除幽门螺杆菌感染的抗生素。

(1)阿莫西林:是一种广谱抗生素,常与其他药物结合使用来治疗幽门螺杆菌感染。

(2)克拉霉素:这是另一种常用于幽门螺杆菌治疗的抗生素。

(3)甲硝唑:通常与其他抗生素结合使用。

(4)四环素:在某些治疗方案中使用。

(5)左氧氟沙星:是一种喹诺酮类抗生素,有时作为备选方案使用。

(6)呋喃唑酮:在一些国家,由于传统抗生素的耐药性问题,呋喃唑酮被考虑为幽门螺杆菌感染治疗的备选药物。但需要注意,其使用可能与特定的不良反应相关联。

43. 抑酸分泌药物在根除幽门螺杆菌方案中起什么作用？

抑酸分泌药物在根除幽门螺杆菌的治疗方案中起到了关键的作用。这些药物的主要目的是降低胃酸的分泌,从而创造一个更有利于抗生素工作的环境。以下是抑酸分泌药物在幽门螺杆菌治疗中的主要作用:①提高抗生素的效果,降低胃酸度可以增强某些抗生素(例如氨苄西林)在胃中的稳定性和浓度,从而提高其对幽门螺杆菌的杀菌效果。②有助于伤口愈合,幽门螺杆菌感染经常与胃十二指肠溃疡有关。通过降低胃酸的分泌,可以为这些溃疡提供一个更有利于愈合的环境。③直接影响幽门螺杆菌,一些研究表明,抑酸药物可能对幽门螺杆菌有直接的抑制作用,虽然这不是其主要作用。

通常,为了根除幽门螺杆菌,最常用的抑酸分泌药物是质子泵抑制剂,如奥美拉唑、兰索拉唑、埃索美拉唑和雷贝拉唑等。在幽门螺杆菌的治疗过程中,使用质子泵抑制剂与抗生素的组合,不仅可以提高抗生素的效果,还可以缓解与幽门螺杆菌感染相关的症状。

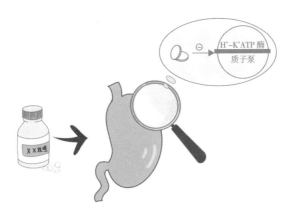

44. 铋剂在根除幽门螺杆菌方案中起什么作用？

铋剂,如铋亚硝酸盐或其他相似的化合物,长期以来在幽门螺杆菌的治疗中起到了重要作用。以下是铋剂在幽门螺杆菌治疗方案中的主要作用。

(1)杀菌作用:铋剂本身对幽门螺杆菌具有直接的抑制和杀菌作用。

(2)保护胃黏膜:铋剂可以与胃黏膜上的蛋白质结合,形成一层保护层,有助于减少胃酸对受损胃黏膜的侵害。

（3）增强其他药物的效果：当与抗生素和质子泵抑制剂一起使用时，铋剂可以增强幽门螺杆菌的根除效果。

（4）对抗抗药性：由于幽门螺杆菌对抗生素的抗药性不断增加，使用包含铋剂的四联疗法（通常包括2种抗生素、1种质子泵抑制剂和铋剂）可以提高根除率。

（5）减少不良反应：铋剂有助于减少胃溃疡和胃炎的症状，从而提高治疗的依从性。然而，铋剂的使用可能与某些不良反应相关联，如黑便、恶心、呕吐和腹痛。这些不良反应通常在停药后消失。

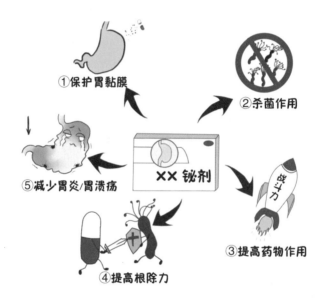

①保护胃黏膜　②杀菌作用　⑤减少胃炎/胃溃疡　③提高药物作用　④提高根除力

45. 铋剂根除幽门螺杆菌治疗安全吗？

铋剂（如铋亚硝酸盐）在幽门螺杆菌的治疗中具有较长的历史，并已被广泛用于各种治疗方案中。总的来说，对于大多数患者，短期内使用铋剂进行幽门螺杆菌的治疗是相对安全的。然而,与所有药物一样,铋剂也可能有不良反应和潜在的风险。

以下是铋剂使用的常见不良反应和相关考虑。

(1)消化系统症状:铋剂可能导致一些消化系统症状,如恶心、呕吐和腹泻。

(2)黑便:铋剂的一个常见且良性的不良反应是使粪便变黑。这是由于铋与硫结合形成的黑色硫化铋,这并不是出血的迹象。

(3)神经系统影响:长期或过量使用铋剂可能导致神经毒性,表现为震颤、肌肉痉挛、言语困难等。然而,在正常的幽门螺杆菌治疗剂量和时间下,这种风险很小。

(4)过敏反应:虽然罕见,但某些患者可能对铋剂过敏,出现皮疹、瘙痒或其他过敏反应。

(5)肾功能:长期使用铋剂可能影响肾功能,但在正常的治疗剂量和时间下,这种风险很小。

(6)与其他药物的相互作用:铋剂可能与某些药物相互作用,改变它们的效果或风险。

46. 目前推荐的经验性根除幽门螺杆菌方案有哪些?

到目前为止,根除幽门螺杆菌的方案有很多,并且可能因地理位置、当地的抗药性以及其他因素而有所不同。以下是一些常用的经验性根除方案。

(1)包含铋剂的四联方案:这是一种包括铋剂、质子泵抑制剂和两种抗生素的方案,疗程为14天。这是目前最常用的方案,因为铋剂可以提高抗生素的杀菌效果,而且对铋剂不耐药。抗生素的选择应根据当地的耐药情况和个人用药史,常用的组合有阿莫西林+克拉霉素、阿莫西林+四环素、四环素+甲硝唑等。

(2)高剂量双联方案:这是一种只包括PPI和一种抗生素的方案,疗程为10天。这种方案的优点是简单、便宜、不良反应少,但缺点是根除率较低,需要使用高剂量的抗生素。常用的抗生素有阿莫西林、克拉霉素、四环素等。

(3)钾离子竞争性酸阻滞剂四联方案:这是一种包括钾离子竞争性酸阻滞剂(P-CAB)、铋剂和两种抗生素的方案,疗程为14天。P-CAB是一种新型的胃酸抑制剂,与PPI相比,具有更快的起效时间、更强的抑酸效果、更少的药物相互作用等优点,常用的P-CAB有伏诺拉生。

方案选择取决于许多因素,包括当地的抗药性模式、患者的医疗史以及其他因素。为了达到最佳的根除率,医生可能会考虑进行抗药性测试来个性化治疗。此外,由于抗药性的问题,新的方案和建议可能会持续出现。因此,建议咨询当地的专家并参照最新的临床指南。

47. 青霉素过敏者如何选择根除方案?

青霉素过敏者如何选择根除幽门螺杆菌的方案,有以下几种可能。

(1)铋剂四联方案:这是一种包括铋剂、质子泵抑制剂(PPI)和两种抗生素的方案,疗程为14天。这是目前最常用的方案,因为铋剂可以提高抗生素的杀菌效果,而且对铋剂不耐药。抗生素的选择应根据当地的耐药情况和个人用药史,常用的组合有克拉霉素+甲硝唑或左氧氟沙星,呋喃唑酮+克拉霉素或四环素,四环素+甲硝唑等。

(2)高剂量双联方案:这是一种只包括 PPI 和阿莫西林的方案,疗程为 14 天。这种方案的优点是简单、便宜、不良反应少,但缺点是需要使用高剂量的阿莫西林。这种方案只适用于青霉素不过敏者,且有较高的根除率。

48. 如何经验性选择根除幽门螺杆菌治疗方案?

《2022 中国幽门螺杆菌感染治疗指南》推荐了 7 种铋剂四联方案作为经验性根除治疗,除了质子泵抑制剂和铋剂,还推荐使用下表中的抗生素组合。

经验性治疗方案中推荐的抗生素组合

抗生素组合	适用范围	备注
阿莫西林+克拉霉素	克拉霉素耐药率<15%	无
阿莫西林+四环素	四环素耐药率<10%	无
阿莫西林+左氧氟沙星	左氧氟沙星耐药率<10%	无
呋喃唑酮+克拉霉素	克拉霉素耐药率<15%	呋喃唑酮不适用于儿童、孕妇和哺乳期妇女
呋喃唑酮+四环素	四环素耐药率<10%	呋喃唑酮不适用于儿童、孕妇和哺乳期妇女
四环素+甲硝唑	甲硝唑耐药率<20%	无
四环素+左氧氟沙星	左氧氟沙星耐药率<10%	无

包含铋剂的四联方案的优点是可以提高抗生素的杀菌效果,降低耐

药性。包含铋剂的四联方案的缺点是不良反应多,药物依从性差,铋剂的可获得性有限。不良反应包括恶心、呕吐、腹泻、黑便、口腔和舌苔变黑等。药物依从性差是指患者可能因为服用过多的药物或者不良反应而中断或减少治疗。铋剂的可获得性有限是指铋剂在一些地区或国家可能难以获取或价格昂贵。

一些新的治疗方案也显示出较高的根除率和较低的不良反应,例如高剂量双联方案(HDDT)和混合方案(HT)。高剂量双联方案是只包括PPI和阿莫西林的方案,疗程为10天或14天。混合方案是包括PPI和阿莫西林的方案,疗程为14天,并在最后7天加入克拉霉素和甲硝唑。这两种方案的优点是简单、便宜、耐药性低,但缺点是需要使用高剂量的PPI和阿莫西林,而且需要避免高酸性饮食。

个体化治疗方案是在细菌培养和药敏试验指导下的治疗方案,可以避免使用耐药的抗生素,提高根除效果,但需要考虑检测成本和可行性。

抗生素的选择应根据当地的耐药情况和个人用药史,权衡疗效、药物费用、不良反应和其可获得性。目前幽门螺杆菌对克拉霉素、甲硝唑、左氧氟沙星等抗生素的耐药率较高,对阿莫西林、四环素、呋喃唑酮等抗生素的耐药率较低。

PPI在根除幽门螺杆菌治疗中的主要作用是抑制胃酸分泌,提高胃内pH值,从而增强抗生素的作用。PPI的选择应

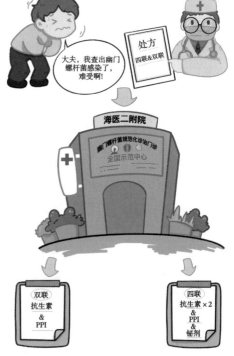

考虑其作用稳定、疗效高、受 *CYP2C19* 基因多态性影响小等因素。*CYP2C19* 基因多态性是影响 PPI 代谢活性的重要因素,使不同个体内的代谢途径、疗效稳定性及药物相互作用存在差异。如海南省人群 *CYP2C19* 基因型以 *1/*1 型为主,代谢型以中间代谢型为主,建议可选择受 *CYP2C19* 基因多态性影响较小的雷贝拉唑及埃索美拉唑,或者应用 PPI 前进行基因检测,根据基因型调整剂量。此外,含伏诺拉生(VPZ)的双联或四联方案、艾普拉唑–阿莫西林双联疗法适合在海南地区推广。

49. 如何评价《第五次全国幽门螺杆菌感染处理共识报告》推荐的根除幽门螺杆菌方案?

《第五次全国幽门螺杆菌感染处理共识报告》推荐了四种经验性根除方案,分别是铋剂四联方案、PPI 三联方案、PPI 双联方案和 PPI+阿莫西林+克拉霉素+甲硝唑(PACM)四联方案。这些方案的优点是简单、易于操作、适用于大多数患者,但缺点是可能受到幽门螺杆菌耐药性的影响,导致根除失败。

铋剂四联方案是目前最常用的经验性根除方案,因为铋剂可以提高抗生素的杀菌效果,而且对铋剂不耐药。但是,铋剂四联方案也存在一些问题,例如不良反应多、药物依从性差、铋剂的可获得性有限等。

PPI 三联方案是包括 PPI 和两种抗生素的方案,常用的抗生素组合有阿莫西林+克拉霉素、阿莫西林+甲硝唑、阿莫西林+左氧氟沙星等。这种方案的优点是不良反应少、药物依从性好、抗生素可获得性高,但缺点是受到幽门螺杆菌耐药性的影响较大,尤其是对克拉霉素和甲硝唑等抗生素耐药。

PPI 双联方案是只包括 PPI 和一种抗生素的方案,常用的抗生素有阿莫西林、克拉霉素、四环素等。这种方案的优点是简单、便宜、不良反应少,但缺点是根除率较低,需要使用高剂量的抗生素。

PACM 四联方案是包括 PPI 和三种抗生素的方案,即阿莫西林+克拉霉素+甲硝唑。这种方案的优点是可以提高根除率,尤其是对克拉霉素耐药率较高的地区或人群,但缺点是不良反应多、药物依从性差、治疗费用高。

综上所述,《第五次全国幽门螺杆菌感染处理共识报告》推荐的根除幽门螺杆菌方案在当时具有一定的指导意义和实用价值,但随着时间的推移和研究的进展,可能需要进行一些调整和更新。例如,考虑到幽门螺杆菌耐药性的变化和个体差异,可以采用个体化治疗方案,即在细菌培养和药敏试验指导下的治疗方案,避免使用耐药的抗生素,提高根除效果,但需要考虑检测成本和可行性。另外,一些新的治疗方案也显示出较高的根除率和较少的不良反应,例如,高剂量双联方案和混合方案。高剂量双联方案是只包括 PPI 和阿莫西林的方案,疗程为 10 天或 14 天。混合方案是包括 PPI 和阿莫西林的方案,疗程为 14 天,并在最后 7 天加入克拉霉素和甲硝唑。这两种方案的优点是简单、便宜、耐药性低,但缺点是需要使用高剂量的 PPI 和阿莫西林,而且需要避免过酸饮食。

50. 根除幽门螺杆菌治疗的主要不良反应有哪些?

根据最新的研究,根除幽门螺杆菌治疗的主要不良反应有以下几种。

(1)消化系统不良反应:这是最常见的不良反应,包括恶心、呕吐、腹泻、腹痛、胃灼热、食欲缺乏等。这些不良反应可能与抗生素的直接刺激、胃肠道菌群失调、药物相互作用等因素有关。一般来说,这些不良反应是轻度或中度的,可以通过调整药物剂量或使用对症药物来缓解或消除。

(2)黑便:这是铋剂四联方案的特有不良反应,由于铋剂与硫化物反应生成黑色沉淀,导致粪便变黑。这种不良反应是无害的,不影响治疗效果,也不需要特殊处理。但是,患者应该知道这种情况,避免误认为是消化道出血。

(3)口腔和舌苔变黑:这也是铋剂四联方案的特有不良反应,由于铋剂与口腔中的细菌或食物残渣反应生成黑色沉淀,导致口腔和舌苔变黑。这种不良反应也是无害的,不影响治疗效果,也不需要特殊处理。但是,患者应该注意口腔卫生,刷牙漱口,避免吃含色素的食物。

(4)过敏反应:这是一种较少见但较严重的不良反应,主要与抗生素有关。过敏反应的表现有皮疹、荨麻疹、哮喘、血压下降、休克等。如果出现过敏反应,应立即停止使用相关药物,并及时就医。

51. 药物敏感试验对根除幽门螺杆菌方案的选择有帮助吗?

有帮助,在选择最优的、避开耐药抗生素的除菌方案中,药物敏感试验(drug susceptibility testing,DST)是最佳的选择。一项多中心研究表明,经药物敏感试验指导的含铋剂四联疗法的除菌率高达91.22%。DST三联方案在幽门螺杆菌感染根除率和不良反应发生率方面的获益与DST四联方案相似。

中华医学会消化病学分会幽门螺杆菌学组和中国幽门螺杆菌分子医

学中心分别于2010—2016年与2018—2020年进行了2次全国幽门螺杆菌耐药率流行病学调查。结果表明过去10年间我国幽门螺杆菌耐药抗生素的种类未发生改变，依然以克拉霉素、左氧氟沙星和甲硝唑耐药为主，但耐药率则明显增加，其中克拉霉素耐药率由22.1%上升至37.0%，左氧氟沙星耐药率由19.2%上升至34.2%，甲硝唑耐药率由78.2%上升至87.9%。此外，部分地区一些原本耐药率低的抗生素（如阿莫西林、呋喃唑酮、四环素）耐药率也在悄然升高。抗生素耐药率的上升导致传统方案根除率不断下降，因此很有必要进行药物敏感试验。

海南省初步幽门螺杆菌耐药结果显示，对阿莫西林、呋喃唑酮、四环素和克拉霉素敏感，而对甲硝唑耐药。但是，导致药物敏感试验治疗未能被国际共识推行为一线除菌治疗的原因主要是操作难度大和需要细菌培养，这是由于幽门螺杆菌生长所需的微需氧环境所致，并不能将镜下所获菌株均在实验室成功培养出，所以需要根据实践情况具体分析。

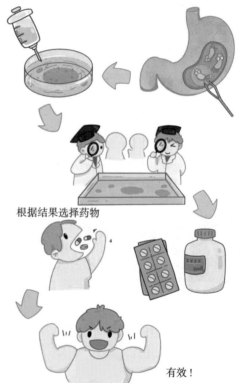

药物敏感试验对根除幽门螺杆菌方案有帮助

根据结果选择药物

有效！

52. 什么是"难治性幽门螺杆菌感染"?

目前国内外关于"难治性幽门螺杆菌感染"的定义尚不统一。随着幽门螺杆菌耐药率上升,根除治疗的失败率在增加。针对多次根除幽门螺杆菌失败的情况,2003 年国外有学者首先提出了"难治性幽门螺杆菌感染"的概念,其定义为治疗失败≥2 次,但未说明具体用何种方案治疗失败。2021 年美国胃肠病协会(AGA)专家认为按照当前指南推荐的一线幽门螺杆菌根除治疗失败≥1 次即为难治性 HP 感染。我国最新的 2022 年《第六次全国幽门螺杆菌感染处理共识报告(非根除治疗部分)》(简称《国六共识》)定义:难治性幽门螺杆菌感染指至少连续 2 次规范的根除治疗依然未获得成功根除的情况。

难治的原因主要包括 3 个方面:①菌株因素,原发耐药或继发耐药;②宿主因素,$CYP2C19$ 基因多态性、青霉素等药物不耐受、依从性不佳;③医生因素,治疗不规范。

难治性幽门螺杆菌感染应与复发性感染(即根除治疗后最初呈阴性,但随后在以后间隔为阳性的非血清学检测)相鉴别,因为后者可能是持续家族内暴露的结果,最好通过检测家庭成员和治疗检测呈

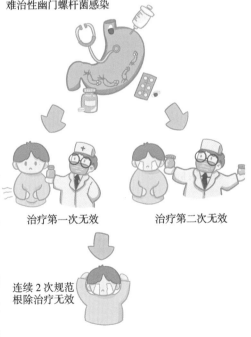

难治性幽门螺杆菌感染

治疗第一次无效　治疗第二次无效

连续 2 次规范根除治疗无效

阳性的患者来解决。

研究表明,选用高耐药抗生素组合(克拉霉素、甲硝唑及左氧氟沙星)会导致一线幽门螺杆菌根除方案根除率下降20%~40%;幽门螺杆菌根除失败后的继发耐药远远高于原发耐药,并容易诱导多重耐药和新发耐药的出现,进一步导致根除率的下降。故我国的难治性幽门螺杆菌感染多数是不规范治疗造成的"医源性难治",而并非真正难治。

53. 如果严格遵循《国六共识》推荐的根除方案和原则治疗,结果会如何呢?

《国六共识》根除方案包括以下内容。

(1)高剂量双联方案:阿莫西林(≥3.0克/天,如1.0克/次、3次/天或0.75克/次、4次/天)联合质子泵抑制剂,如艾司奥美拉唑或雷贝拉唑(双倍标准剂量、2次/天或标准剂量、4次/天)。

(2)三联方案:PPI联合2种抗菌药物。

(3)铋剂四联方案:PPI、铋剂联合2种抗菌药物。

(4)非铋剂四联方案:PPI联合3种抗菌药物(阿莫西林、克拉霉素和甲硝唑)。

(5)伴同方案:PPI联合阿莫西林、克拉霉素和甲硝唑治疗10~14天。

(6)序贯方案:第一阶段,PPI联合阿莫西林治疗5~7天;第二阶段,PPI联合克拉霉素和甲硝唑再治疗5~7天序贯方案与伴同方案的混合应用。

(7)杂合方案:第一阶段,PPI联合阿莫西林治疗5~7天;第二阶段,PPI联合阿莫西林、克拉霉素和甲硝唑再治疗5~7天。严格遵守《国六共识》推荐的根除方案和原则治疗可以提高根除率。

《国六共识》意见推荐的方案目前疗效可达到格雷厄姆教授推荐的 C 级～B 级(85%～95%),根据《牛津循证医学中心证据水平分级》(2011 版),将证据等级由高至低分为 A、B、C、D、E 五级水平,并获得国际认可。然而调查表明,临床医生实施的根除治疗虽然按照《国六共识》推荐的方案进行,但并未遵循方案选择原则,主要表现:①经验治疗选用高耐药抗生素组合的铋剂四联;②选择喹诺酮类药物铋剂四联为一线治疗;③药物剂量不足或超剂量;④疗程不足或超疗程的方案;⑤无药物敏感试验指导采用含高耐药的三联方案;⑥单用抗生素或单用中药+促动力药或胃黏膜保护剂治疗;⑦补救治疗重复原方案(高耐药抗生素的方案)。因此需要严格遵守《国六共识》推荐的根除方案和原则治疗。

54. 如何评价阿莫西林、四环素和呋喃唑酮在根除幽门螺杆菌治疗中作用?

一般根除幽门螺杆菌的方法是:抗菌药物+质子泵抑制剂+铋剂。其中抗菌药物主要有阿莫西林、四环素、克拉霉素、呋喃唑酮、甲硝唑、左氧氟沙星等,但随着抗菌药物的广泛应用,出现了对克拉霉素、左氧氟沙星、甲硝唑耐药的菌株。目前,抗生素耐药率相对较低的抗生素,包括阿莫西林、呋喃唑酮和四环素,被推荐作为多药方案的一部分,如铋剂三联方案,用于根除幽门螺杆菌。

阿莫西林:阿莫西林具有良好的功效,是目前根除治疗中最重要的抗生素,一般与其他抗生素药物联合应用,进行三联治疗。①阿莫西林在消化性溃疡临床治疗中的应用,能够穿透幽门螺杆菌的细胞壁,促使菌体细胞壁损伤和水分渗透,发挥杀菌功效,加快幽门螺杆菌的死亡。同时可以有效清除幽门螺杆菌,进而防止病情的持续进展。②联合应用其他抗菌药物,可以有效增强抗菌效果,同时与奥美拉唑产生协同作用,进而有效治疗消化性溃疡,获得理想的治疗效果。③阿莫西林可以通过增加局部血流量和前列腺素 E 的释放来保护胃肠道黏膜免受损伤。④阿莫西林引起的不良反应很少,因此被应用于大多数根除幽门螺杆菌的方案中。

四环素:对青霉素过敏者,用耐药率低的四环素来代替阿莫西林。

呋喃唑酮:呋喃唑酮是一种硝基呋喃类抗生素,可破坏细菌 DNA 并干扰细菌正常代谢。研究表明,呋喃唑酮还可以对胃黏膜提供一定程度的保护。幽门螺杆菌耐药率低,口服仅吸收 5%,胃肠道的药物浓度高。

55. 目前我国阿莫西林、呋喃唑酮和四环素的应用存在什么困境?

目前我国临床上应用这些抗生素面临着困境。随着幽门螺杆菌对克拉霉素、甲硝唑和左氧氟沙星耐药率上升,根除难度增加,耐药率低或几乎不耐药的阿莫西林、呋喃唑酮和四环素类已受到特别的重视。

(1)阿莫西林:阿莫西林的应用困境主要有两方面,一方面是青霉素类药物需要进行皮肤试验(简称皮试)。国家卫生健康委员会抗菌药物临床应用与细菌耐药评价专家委员会制定的《青霉素皮肤试验专家共识》(2017 年版)强调,根据 2015 年版《中华人民共和国药典临床用药须知》规定,使用青霉素类药物(不论口服或注射)前均需皮试,停药 72 小时以上,应重新皮试。另一方面是阿莫西林对幽门螺杆菌抗菌作用具有氢离子浓度指数(hydrogen exponent)依赖性,当胃酸被充分抑制后,该药可充分发挥杀灭幽门螺杆菌的效果,即胃酸分泌被抑制得越充分,阿莫西林的抗菌疗效越高,如果胃部环境酸度抑制不够,则不能达到很好的疗效。

（2）呋喃唑酮：呋喃唑酮的应用困境是其不良反应。高剂量呋喃唑酮显著增加了不良反应的风险，呋喃唑酮相关的不良反应可发生于婴幼儿至老年人的任何年龄段，男性的发生率高于女性，可能与男性喜好饮酒有关。最常见的严重不良反应为与饮酒相关的双硫仑样反应，其次为周围神经炎等中毒性神经精神症状，少见的不良反应有高血压危象、直立性低血压、肝功能异常、病理性疼痛、中毒性表皮坏死松解症。皮疹、双硫仑样反应、血压异常多发生于服药后 2～5 天，停药后 2 小时至 1 周可缓解。多发性神经炎、周围神经炎等神经相关症状多发生于服药后 3～4 个月，且需要 2～3 年时间才能完全恢复。

（3）四环素类：四环素类也为一类广谱抑菌抗生素，主要包括四环素、土霉素及金霉素等，在临床上常用于细菌性、立克体、衣原体及支原体等感染的治疗，但也易引发胃肠道反应及肝肾功能损害等不良反应。四环素类的获得也是困境之一，我国有足够的四环素类产能（大量出口），然而，国内销售渠道不畅，医院有抗生素种类限制要求，降低了临床医生和患者的四环素类可获得性。

56. 如何评价微生态制剂在根除幽门螺杆菌中的作用？

益生菌是适量使用时能给宿主带来益处的活性微生物，早在 1989 年就有研究首次报道了嗜酸乳杆菌具有抑制人体内幽门螺杆菌的作用。美国胃肠病学会（ACG）指南提出益生菌补充。研究数据显示，相对于单独应用铋剂四联方案，联合益生菌治疗在根除率方面带来的获益可能较小，每 1000 例患者中根除成功例数可增加 40 例。

益生菌辅助铋剂四联方案在幽门螺杆菌感染根除率方面获益较小，可能降低腹泻发生率。在大多数临床实践中，添加益生菌的可接受性和可行性通常良好。虽然目前尚缺乏证明不同种类益生菌相对疗效的证据，但总体而言，指南制定组（guidelines development group，GDG）达成的共识是添加益生菌的获益可能超过任何潜在风险。

在一定的剂量范围内，随着益生菌用药剂量的增长，根除幽门螺杆菌获益可能是增加的，但尚未明确益生菌在幽门螺杆菌根除治疗的最适用量。

57. 如何评价中药在根除幽门螺杆菌中的作用？

迄今为止尚无单独应用中药根除幽门螺杆菌有效的报道，因此中药主要起辅助作用。与评估益生菌一样，评估中药在根除幽门螺杆菌治疗中的辅助作用涉及是否可提高根除率和降低根除治疗不良反应两方面。

我国的《国六共识》建议以下情况考虑铋剂四联方案联合某些中药治疗（有条件推荐，低质量）：①在铋剂四联方案低根除率地区实施经验性治疗；②患者存在难治性幽门螺杆菌感染。此外，在铋剂过敏或无法获取、存在明显不良反应时，可考虑以某些中药替代铋剂四联方案中的铋剂。

实施建议：铋剂四联方案加用以下中药可能提高根除率，治疗后序贯应用荆花胃康胶丸（160 毫克、3 次/天或 240 毫克、2 次/天，疗程为 3~4 周）或半夏泻心汤，或以大黄、黄连、黄芩为主要成分的中药方剂。应用上述方剂替代铋剂可达到与铋剂四联方案相近的根除率。

有研究证实黄芪中的黄芪甲苷、三七等可有效抑制幽门螺杆菌的黏附定植过程，从而发挥抗幽门螺杆菌感染作用。基于中医理论认识，无论中药复方亦或是中药单体,以健运脾胃、清化湿热为原则,在联合西药的补救治疗中均发挥了较好的作用,取得了可观的疗效。祖国医学博大精深,很多中药制剂已经被证明单药就有强烈的杀菌作用,并且与抗生素及质子泵抑制剂联合应用时起到协同作用,提高抗生素的杀菌作用,减少抗生素的使用量,从而减少抗生素耐药的发生,所以多种中药已被临床用于抗幽门螺杆菌治疗。

58. 根除幽门螺杆菌治疗需要遵循哪些基本原则?

尽管根除幽门螺杆菌治疗不如炎症性肠病等疾病的治疗一样复杂,但也有一些基本原则需要遵循,包括:①明确有幽门螺杆菌现症感染。②排除漏检上消化道肿瘤风险和抗衡因素。③个体化原则,不论初次治疗或补救治疗,均应遵循。患者年龄、幽门螺杆菌相关疾病、是否吸烟、既往抗生素应用史(包括非根除治疗和根除治疗)、药物不良反应和药物耐受性等均是个体化治疗需要考虑的因素。④根除方案的选择需要在疗效、费用、不良反应和药物可获得性方面进行平衡。目前缺乏兼有高疗效、低费用和低不良反应率的理想方案,因此只能在上述方面平衡后抉择。⑤建议在幽门螺杆菌感染初次和再次根除治疗中使用铋剂四联方案,疗程为 14 天。⑥最好的补救方案是提高初次治疗根除率,要尽可能提高每次根除率,而不要寄希望在根除治疗失败后再补救。⑦质子泵抑制剂、抗生素、铋剂和一些有抗感染作用的中(成)药等可抑制幽门螺杆菌活度,根除治疗前应用会降低随后的根除率。因此推荐在根除治疗前至少停用 PPI 2 周,其他药物 4 周。⑧吸烟会增加胃酸分泌,因此,会影响对具有酸敏感性的抗生素的杀菌效果,降低根除率,建议减少吸烟或戒烟。⑨酒精会干扰一些根除幽门螺杆菌药物的代谢,服用甲硝唑、呋喃唑酮时饮酒会产生双硫仑样反应(面部潮红、视觉模糊、头痛/头晕、恶心/呕吐、低血压/休克等),属于绝对禁忌。⑩向患者解释根除治疗的重要性和提示潜在药物不良反应,提供服药提醒卡,有助于提高依从性。⑪根除治疗药物可诱发消化不良,治疗前消化不良症状严重者,建议先行对症治疗(避免应用 PPI 和铋剂),缓解后再行根除治疗。⑫补救治疗时应分析以前治疗失败的原因,采取相应对策;避免重复应用克拉霉素、左氧氟沙星,重复应用甲硝唑需要增加剂量。⑬根除治疗失败后,建议间隔 3～6 个月再考虑进行根除治疗。⑭不建议在初次根除治疗中常规进行抗菌药物敏感试验,但鼓励在补救治疗中实施抗菌药物敏感试验。⑮在经验性治疗幽门螺杆菌感染时,推荐根据抗菌药物用药史调整幽门螺杆菌感染初次和再次根除治疗方案,由于通过患者回忆获取的抗菌药物用药史信息可能不可靠,应尽量获取患者的书面或电子病历记录。⑯根除率随着年龄的增加呈显著下降趋势,对于老年患者应联合其他检测方法评估根除效果,比如幽门螺杆菌粪便抗原检测等。⑰幽门螺杆菌可在家庭中聚集性传播,尤其是人口较多的家庭中,根除后复发及再感染的风险较高,建议有过幽门螺杆菌病史的家族定期复查幽门螺杆菌。⑱优化抗生素及抑酸药物的选择对成功根除幽门螺杆菌十分重要,临床医师需结合本地区幽门螺杆菌对抗生素耐药性的差异以及各抑酸药物的作用强度,谨慎选择初始治疗及补救治疗的方案。⑲加强对患者的健康教育,提高患者对疾病的认知水平,从而提高依从性,降低治疗失败风险。

59. 多次根除幽门螺杆菌治疗失败后如何处理?

(1)分析多次治疗失败的原因,采取相应对策。幽门螺杆菌根除失败主要有两方面的原因:耐药性和依从性。幽门螺杆菌对抗菌药物耐药已成为全球普遍现象,是导致其根除率下降的主要因素之一。复杂的治疗方案和药物的不良反应可能导致患者的依从性差,从而影响幽门螺杆菌根除率,依从性良好指完成服药疗程80%以上。①耐药主要是对克拉霉素、甲硝唑和左氧氟沙星,多次治疗失败后还可选择耐药率低的阿莫西林、呋喃唑酮和四环素,优化甲硝唑剂量后也可再次应用。此外,基于药物敏感试验结果选择抗生素也是一种策略,但作用可能有限。②患者依从性差不仅可引起幽门螺杆菌根除失败,亦容易导致细菌耐药。因此,对于此类患者应进行相关知识的普及,跟进随访,以助于提高幽门螺杆菌根除率。

(2)评估个体再次根除幽门螺杆菌治疗的风险。多次治疗失败后,耐药就成为根除幽门螺杆菌潜在的抗衡因素,因此根除治疗风险需要再次评估。具体情况具体分析,具有高危因素的幽门螺杆菌感染者寻找治疗方案,无症状的幽门螺杆菌感染者可以暂缓治疗。

(3)为再次根除治疗创造有利条件。根除治疗失败后,建议间隔3~6个月再考虑行根除治疗;消化不良症状明显者可先行对症处理;建议戒烟。

 60. 为什么当前要特别强调根除幽门螺杆菌以预防胃癌?

胃癌的发生受多种因素影响包括幽门螺杆菌感染、胃癌家族史和遗传倾向、年龄、环境、生活方式、饮食、吸烟、饮酒、低体力劳动、肥胖、辐射、胃食管反流病等,其中至少90%胃癌与幽门螺杆菌感染相关。根据强有力的证据,世界卫生组织(WHO)已将幽门螺杆菌归类为导致胃腺癌的Ⅰ

类致癌原。我国是胃癌高发国家,在自然人群中发病率约为 31.28/10 万,其中男性发病率为 42.93/10 万,女性为 19.03/10 万。根除幽门螺杆菌可有效地减少传染源,同时降低胃癌发生风险。幽门螺杆菌根除治疗可以减少和逆转胃黏膜萎缩,在萎缩和肠上皮化生发生前根除可以更显著地降低胃癌发生风险。此外,根除治疗可降低有胃癌家族史者的胃癌发生风险。

幽门螺杆菌持续感染是早期胃癌内镜黏膜下剥离术治疗后异时性病变发生的独立危险因素。一项针对 396 例早期胃癌行内镜切除患者的前瞻性随机试验证实,幽门螺杆菌根除治疗后异时性胃癌的发生风险显著降低。需要指出的是根除幽门螺杆菌感染可以降低但不能完全消除异时性胃癌的风险。有研究表明,在幽门螺杆菌根除后,也观察到一定比例的胃癌发生。也就是说,只要在胃黏膜萎缩出现的早期未做到根除治疗,除菌后胃癌风险也会长期持续。除菌后 1 年以上被发现的胃癌称为除菌后胃癌。除菌后胃癌表面常有非肿瘤性上皮或低异型上皮覆盖,内镜下呈胃炎样表现,发现困难,边界诊断困难。因此,在除菌治疗后,定期进行以胃镜检查为核心的随访是非常重要的。

61. 为什么 WHO 将幽门螺杆菌定义为人类胃癌的 I 类致癌原?

世界卫生组织(WHO)的国际癌症研究机构(IARC)将幽门螺杆菌定义为 I 类致癌原。已有足够的证据表明它可以引起人类的癌症,主要包括以下证据。

(1)流行病学证据:全球各地的多个研究已经显示,幽门螺杆菌感染者的胃癌风险比未感染者要高得多。在某些地区,高达 90% 的胃癌病例都与幽门螺杆菌感染有关。

（2）生物学机制：幽门螺杆菌的存在会导致胃黏膜的慢性炎症反应，进而导致胃炎。长期的慢性胃炎可以引起胃黏膜的异常增生，最终可能导致胃癌。此外，幽门螺杆菌还产生一些毒素，如 CagA 蛋白，这些毒素被认为可能增加胃癌的风险。

（3）动物实验：在动物模型中，幽门螺杆菌的感染也已被证明可以引发胃癌。

（4）干预研究：有一些研究表明，成功消除幽门螺杆菌感染可以减少胃癌的风险，尤其是在早期进行治疗的情况下。

（5）全球普遍性：幽门螺杆菌感染在全球范围内非常普遍，约一半的人口都曾感染过这种细菌。考虑到其与胃癌之间的强烈关联，这使得幽门螺杆菌成为了一个全球公共卫生问题。

综上所述，基于流行病学、实验室和干预研究的大量证据，IARC 将幽门螺杆菌列为人类胃癌的 I 类致癌原。

62. 幽门螺杆菌感染引起胃癌有哪些证据？

幽门螺杆菌与胃癌之间的关联已经得到了广泛的确认，以下是一些证据。

（1）流行病学证据：多个地理位置、不同种族和文化的研究均显示，幽门螺杆菌的感染与胃癌的风险增加有关。

（2）生物学证据：幽门螺杆菌感染可以导致慢性胃炎，进而可能导致胃黏膜萎缩、肠上皮化生等前癌病变。

（3）分子机制：幽门螺杆菌可以产生多种与癌症相关的毒素，例如 CagA 和 VacA，这些毒素能够影响宿主细胞的信号通路、增加细胞的增殖和抑制细胞凋亡,增加癌变的风险。

(4)治疗的影响:一些研究发现,对幽门螺杆菌感染的早期治疗可能减少胃癌的风险。

(5)动物模型:在某些动物模型中,幽门螺杆菌的感染也会引发胃癌,这为其在人类中的致癌作用提供了进一步证据。

(6)全球模式的关联:在幽门螺杆菌感染率较高的地区,胃癌的发病率往往也较高。

63. 为什么幽门螺杆菌感染者中仅少部分个体发生胃癌?

幽门螺杆菌感染与胃癌的关系已经得到广泛的研究和确认。然而,虽然很多人在全球范围内都被感染,但只有一小部分感染者实际上会发展成胃癌。这是一个复杂的过程,受到多种因素的影响,以下是一些可能的原因。

(1)细菌的异质性:并非所有的幽门螺杆菌菌株都具有相同的致病能力。例如,某些菌株携带有特定的毒素基因,如 CagA 和 VacA,这些毒素与更高的胃癌风险相关。

(2)宿主的遗传因素:人的遗传构成可能决定了幽门螺杆菌感染后胃癌发病的风险。

(3)环境和饮食因素:饮食中的盐摄入量、烟草使用、饮酒和摄入的蔬菜和水果量等因素可能与胃癌的风险有关,这些因素可能与幽门螺杆菌的感染相互作用,增加或减少胃癌的风险。

(4)感染的持续时间:从幼年开始的幽门螺杆菌感染与更高的胃癌风险相关。长时间的感染可能增加了胃癌的风险。

(5)其他感染:其他细菌或病毒的共同感染可能会增加或降低由幽门螺杆菌引起的胃癌风险。

(6)免疫反应:幽门螺杆菌感染会引起宿主的免疫反应,而这种反应在某些个体中可能会导致胃黏膜的持续炎症和损伤,进一步增加胃癌的风险。

(7)其他病变:只有在胃黏膜出现其他病变(如胃黏膜萎缩和肠上皮化生)的情况下,幽门螺杆菌感染才更可能导致胃癌。

64. 根除幽门螺杆菌可降低胃癌发生风险吗?

全球范围内,胃癌的死亡率逐渐降低,但胃癌仍是许多国家重要的公共卫生问题,尤其亚洲。胃癌的风险因素包括生活方式、饮食习惯(如高盐饮食、饮酒和吸烟等)。过去20年,人们开始注意到幽门螺杆菌感染和胃癌之间的关系,国际癌症研究机构也把幽门螺杆菌列为胃癌的致癌原之一。研究发现,根除幽门螺杆菌后胃癌的发生率也会降低35%左右,但不能杜绝胃癌的发生。

65. 为什么根除幽门螺杆菌可降低胃癌发生风险?

幽门螺杆菌是胃癌发病中的重要因子。以下是根除幽门螺杆菌可以降低胃癌风险的主要原因。

(1)慢性炎症减少:幽门螺杆菌感染会导致胃黏膜的慢性炎症。长时间的慢性炎症会引发细胞的损伤和修复,这种持续的损伤和再生过程增加了细胞突变的机会,从而增加了胃癌的风险。根除幽门螺杆菌可以消除或减少胃炎,从而降低癌变风险。

(2)癌前病变的改善:幽门螺杆菌感染与一些癌前病变(如胃黏膜萎缩和肠上皮化生)有关。这些病变是胃癌的早期标志。根除幽门螺杆菌可以逆转或阻止这些癌前病变的进展。

(3)致癌毒素的消除:某些幽门螺杆菌菌株会产生一种名为 CagA 的毒素,这种毒素与胃癌的风险增加有关。根除产生这些毒素的幽门螺杆菌菌株可以减少这种风险。

(4)修复胃黏膜屏障:幽门螺杆菌感染会损害胃的黏膜屏障,使胃酸更容易伤害到胃的深层组织。根除幽门螺杆菌有助于恢复这一屏障。

(5)减少致癌物质的产生:幽门螺杆菌感染会促使胃产生一些可能导致 DNA 损伤的化学物质,从而增加胃癌的风险。根除幽门螺杆菌可以减少这些化学物质的生成。

研究证实,对于那些已经感染幽门螺杆菌的人群,通过药物治疗成功根除幽门螺杆菌可以显著地降低患胃癌的风险。

66. 为什么在胃黏膜萎缩/肠上皮化生发生前根除可取得更好效果?

了解幽门螺杆菌的影响以及何时进行治疗是至关重要的。在胃黏膜萎缩或肠上皮化生发生前进行幽门螺杆菌的根除治疗,可以获得更好的预防效果,原因如下。

(1)早期干预减少慢性炎症:幽门螺杆菌感染会引起胃黏膜的慢性炎症,随着时间的推移,这种炎症可能会导致胃黏膜的萎缩。萎缩是胃癌前的早期病变。早期根除幽门螺杆菌可以降低或消除这种炎症,从而减少胃黏膜萎缩的风险。

(2)阻止癌前病变的发展:胃黏膜萎缩和肠上皮化生被认为是癌前病变。如果在这些病变发生前根除幽门螺杆菌,可以防止或减缓这些病变的发展,从而降低胃癌的风险。

(3)逆转病变的可能性:在黏膜萎缩或肠上皮化生出现前根除幽门螺杆菌,有可能逆转某些与幽门螺杆菌感染相关的病变,如非萎缩性胃炎。

(4)降低致癌物质的积累:幽门螺杆菌感染可能导致某些致癌物质在胃中积累,如 N-亚硝基化合物。早期治疗可以降低这些化学物质的生成和积累,从而降低胃癌的风险。

(5)改善胃的生理功能:幽门螺杆菌感染会干扰胃的正常生理功能,如胃酸分泌。早期治疗可以帮助恢复正常的胃功能,从而降低胃癌的风险。

因此,尽早根除幽门螺杆菌,特别是在胃黏膜萎缩或肠上皮化生出现之前,可以提供更好的胃癌预防效果。

67. 为什么说幽门螺杆菌感染是预防胃癌最重要且可控的危险因素?

幽门螺杆菌感染为预防胃癌的最重要且可控的危险因素,是基于以下理由。

(1)高流行率:全球有近一半的人口感染幽门螺杆菌,尤其在发展中国家。这意味着有很大一部分人处于不断增加的胃癌风险中。

(2)明确的关联:多项研究已经证实幽门螺杆菌感染与胃癌的关联。

例如,根据世界卫生组织的数据,幽门螺杆菌感染与约89%的非胃窦部胃腺癌病例有关。

(3)致癌机制:幽门螺杆菌感染引发的慢性炎症和免疫反应可能导致胃细胞的变异和胃癌的发展。此外,某些幽门螺杆菌的致病岛(如 *CagA* 基因)与更高的胃癌风险有关。

(4)多步骤胃癌进展模型:胃癌的发展被视为一个多步骤过程,从慢性胃炎到胃黏膜萎缩、肠上皮化生、胃癌前病变,最后到胃癌。幽门螺杆菌感染被认为是此进展过程的关键驱动因素。

(5)根除治疗的可行性:与其他胃癌危险因素(如饮食和遗传)相比,幽门螺杆菌感染是可以通过抗生素治疗来根除的,从而显著降低胃癌的风险。

(6)预防性效果:多项研究和随机对照试验已经显示,根除幽门螺杆菌感染可以显著降低胃癌的风险。

(7)经济效益:与胃癌的长期治疗和管理相比,预防性地根除幽门螺杆菌感染的成本相对较低。

基于上述理由,幽门螺杆菌感染被认为是预防胃癌的最重要且可控的危险因素。而对幽门螺杆菌的识别和治疗已经成为预防胃癌策略的核心组成部分。

68. 预防胃癌根除幽门螺杆菌需要区分低毒性和高毒性菌株感染吗?

幽门螺杆菌存在多种不同的菌株,其中一些菌株因其与胃癌风险更高的关联而被视为"高毒性"。以下是该问题考虑的几点内容。

(1)CagA 和 VacA:一些幽门螺杆菌菌株含有 *CagA* 基因和特定类型

的 *VacA* 基因,这些基因的存在与更强烈的胃炎反应以及更高的胃癌风险相关。*CagA* 阳性的幽门螺杆菌菌株被认为是高毒性菌株。

(2)炎症反应:高毒性菌株会引起更强烈的炎症反应和细胞损伤,这增加了癌症发展的机会。因此,识别和根除这些高毒性菌株是非常重要的。

(3)预防策略:对于预防胃癌的策略来说,考虑到幽门螺杆菌的普遍性和胃癌的严重性,一般推荐对所有幽门螺杆菌感染者进行治疗,而不仅仅是针对高毒性菌株。但在资源有限的情况下,优先考虑治疗高风险人群(例如 *CagA* 阳性的感染者)可能是一个策略。

(4)治疗选择:根除幽门螺杆菌的治疗策略通常不是基于菌株的毒性来选择的,而是基于地理区域、耐药情况和患者的医疗史来选择的。

(5)筛查:在某些地区,可能会进行幽门螺杆菌筛查,特别是在胃癌高发地区。在这种情况下,识别高毒性菌株可能有助于确定哪些患者最需要接受治疗。

总的来说,尽管识别高毒性幽门螺杆菌菌株对于评估胃癌风险很有帮助,但预防胃癌的策略通常会推荐根除所有幽门螺杆菌感染,而不仅仅是高毒性菌株。

69. 根除多少例幽门螺杆菌可预防 1 例胃癌?

这个问题涉及一个概念"需要治疗的数量"(number needed to treat, NNT)。NNT 表示为了预防一个不良结局(例如胃癌)需要治疗多少个病例。对于幽门螺杆菌与胃癌的关系,NNT 值的计算基于多个因素,例如研究设计、人群、地理位置、幽门螺杆菌的毒力及其他风险因素等。早期

的一些研究表明,根除幽门螺杆菌可以降低胃癌的风险。然而,具体的
NNT 值是多少仍然存在争议。根据不同的研究,这个数字可能在 10 到几
百。需要注意的是,尽管 NNT 可以为临床决策提供指导,但在实践中,胃
癌的预防还需要考虑其他因素,例如患者的年龄、健康状况、家族史、食物
和饮酒习惯等。为了获得确切的 NNT 值,可能需要查看具体的随机对照
试验或荟萃分析。但任何给定的 NNT 值都是基于特定的研究和人群的,
可能不适用于其他情境。

70. 胃癌一级预防和二级预防相结合可在多大程度上预防胃癌?

胃癌的预防策略通常分为一级预防和二级预防。

一级预防:这是指减少胃癌的危险因素,从而防止胃癌的发生。这包
括以下内容。

(1)根除幽门螺杆菌感染。长期的幽门螺杆菌感染被视为胃癌的重要风
险因素。通过抗生素治疗可以有效地根除这种感染,从而降低胃癌的风险。

(2)改善饮食习惯,例如减少盐和腌制食品的摄入,增加新鲜蔬菜和
水果的摄入。

(3)减少吸烟,避免过量饮酒。

二级预防:这是指早期发现和治疗胃癌。这通常包括以下内容。

(1)定期的内镜检查,特别是对于高风险的人群。

(2)使用其他的筛查方法,如血液标志物检测。

当一级和二级预防策略结合使用时,预防胃癌的效果会更好。一级
预防可以减少胃癌的风险,而二级预防则可以确保在胃癌发展到更为严
重的阶段之前及时发现和治疗。

在某些地区,通过以上综合策略,胃癌的发病率和死亡率都有所降低。例如,日本和韩国通过广泛的胃癌筛查和早期治疗,已经显著降低了胃癌的死亡率。然而,要确定这种综合策略预防胃癌的确切程度,需要进行大规模、长期的流行病学研究和随机对照试验。

71. 根除幽门螺杆菌的成本大概是多少?

幽门螺杆菌的治疗费用一般在 500～1000 元,具体治疗费用需要根据患者选择的治疗方式来决定。当前,幽门螺杆菌治疗方式主要包括二联、三联和四联,四联疗法是根除幽门螺杆菌的主要方案。四联疗法是指两种抗生素、一种质子泵抑制剂以及一种铋剂,其中抗生素的选择主要是阿莫西林、克拉霉素、左氧氟沙星等,质子泵抑制剂的选择有奥美拉唑、兰索拉唑等,铋剂的选择有枸橼酸铋钾、胶体果胶铋等。如果在早期可以遵医嘱通过合适的药物治疗,则价格一般略低。而对于症状比较严重,可能需加做胃镜等检查,费用相对较高。

72. 国内哪些地区幽门螺杆菌发病率较高? 哪些地区发病率较低?

大型荟萃分析显示我国有 5 亿～6 亿人感染幽门螺杆菌,其中一些经济发达的城市(如天津、北京、重庆)的患病率小于 40%,而一些发展中的地市(如西藏、贵州)的发病率大于 60%。海南省幽门螺杆菌阳性率为 38.7%,五指山市幽门螺杆菌感染率最高,为 43.9%;海口感染率最低,为 32.5%。

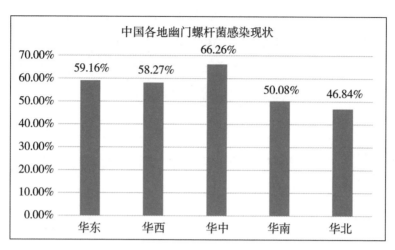

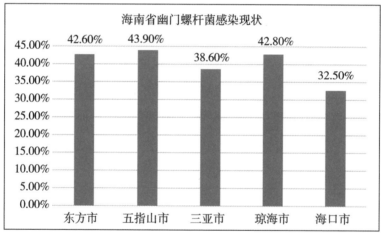

73. 哪些幽门螺杆菌感染者发生胃癌的风险更高？

40岁以上、居住在胃癌高发地区，有胃癌家族病史的幽门螺杆菌感染者患癌风险更高，除此之外，还有研究发现经常食用腌制食品和油炸食物也会提高患癌风险。

74. 如何发现胃癌高风险个体？

幽门螺杆菌是罹患胃癌的重要危险因素，根除幽门螺杆菌是预防胃癌的一级措施。要发现胃癌的高风险个体，重点在于在高危地区广泛进行幽门螺杆菌感染的筛查。最常用的非侵入性的检查是^{13}C尿素呼气试验和^{14}C尿素呼气试验。

75. 日本制订了怎样的"消灭胃癌路线图"？

《日本胃癌治疗指南》中提出治疗胃癌的方式包括以下内容。

（1）外科治疗：近端胃切除术和腹腔镜手术，其中腹腔镜手术适用于Ⅰ期胃癌。

（2）内镜治疗：包括内镜黏膜下剥离术、内镜黏膜切除术等。

（3）化疗：适用于无法切除的进展期、复发胃癌。

76. 人类有可能"消灭胃癌"吗？

幽门螺杆菌感染是重要的胃癌致病因素，根除幽门螺杆菌可以降低胃癌的发病率，各国家因为各种原因在根除幽门螺杆菌投入的资源和精力并不一样。人类消灭胃癌是可行的，可以通过预防手段使胃癌变成一种"罕见病"，尽可能地降低其发病率。

77. 我国应该采取何种措施降低胃癌发病率？

根除幽门螺杆菌是预防胃癌的主要措施。可以在胃癌高危地区广泛根除幽门螺杆菌,在此基础上逐步推进所有地区的幽门螺杆菌根除,减少胃癌的高危因素;提高人们对胃癌预防的认识和重视,让人们意识到根除幽门螺杆菌的重要性,认识到高危地区疾病筛查的重要性,自觉响应及推广胃癌预防策略。

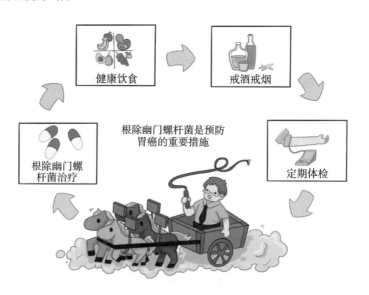

健康饮食　　戒酒戒烟

根除幽门螺杆菌是预防胃癌的重要措施

根除幽门螺杆菌治疗　　定期体检

78. 如何评估我国幽门螺杆菌相关疾病的负担？

幽门螺杆菌感染具有传染性,大多数人感染幽门螺杆菌后都会出现程度不一的慢性胃炎,除此之外,幽门螺杆菌可导致 15%~20% 的感染者出现消化性溃疡,5%~10% 的感染者出现消化不良,1% 的感染者出现恶性肿瘤。约 33.77% 的胃癌是由于感染幽门螺杆菌导致的,而中国是全球胃癌疾病负担最重的三个国家之一。2021 年我国城市居民消化性溃疡的死亡率是 2.43/10 万,胃癌的死亡率是 16.27/10 万;乡村居民消化性溃疡的死亡率是 2.80/10 万,胃癌的死亡率是 19.49/10 万,可以说,幽门螺杆菌相关疾病给我国带来很大的疾病负担。

79. 根除幽门螺杆菌有何益处?

幽门螺杆菌感染与慢性胃炎、消化不良、消化性溃疡、胃癌的发病密切相关,根除幽门螺杆菌可以预防甚至治疗上述疾病,减少这些消化系统疾病相关并发症的发生。日本开始广泛根除幽门螺杆菌后,1999—2011 年消化性溃疡的发病率下降了 60%,还有研究发现早期胃黏膜相关淋巴组织淋巴瘤患者根除幽门螺杆菌后,病情得到缓解。根除幽门螺杆菌的直接获益就是大大减少了各类相关疾病的诊治费用。

80. 根除幽门螺杆菌有负面作用吗?

(1)肠道菌群影响:根除幽门螺杆菌方案中的抗生素可能会引起肠道菌群变化,但也只是短时间,治疗后大约 2 个月内,肠道菌群失调就会恢复。

(2)药物不良反应:但在大样本的幽门螺杆菌患者治疗研究中,含铋剂的根除方案并未出现严重的不良反应,具有一定的安全性。

（3）保护作用：先前的一些研究表示幽门螺杆菌对食管具有一定保护作用，但最近这一结论被新的研究推翻了，是否存在保护作用还存在争议。

（4）抗生素的耐药性：抗生素的使用可能会增加抗生素的耐药性，这很难避免。

总之，根除幽门螺杆菌通常不会带来严重的不良反应，利大于弊。

81. 如何进行根除幽门螺杆菌成本-效果分析？

根除幽门螺杆菌的成本-效果分析涉及卫生经济学范畴。卫生经济学的评价方法大致可以分成 4 种：①成本-效果分析（cost-effectiveness analysis，CEA）；②成本-效益分析（cost-benefit analysis，CBA）；③成本-效用分析（cost-utility analysis，CUA）；④最小成本分析（cost-minimization analysis，CMA）。这些方法"投入"相同，均以货币费用计算，但"产出"不同，对应的是"延长寿命年""调整的延长寿命年""产出的货币费用"或"与其他方法货币费用比较"。详细分析需要借助相关模型，如 Markov 模型等。借助模型可提高分析结果可信度，但计算复杂，不够直观。在此仅以直观分析方法举例说明。

依据《中国药物经济学评价指南》（2011 版），成本-效果分析、增量成本-效果比（incremental cost-effectiveness ratio，ICER）是药物经济学中最常用的分析指标。成本-效果比是指每单位产出的成本，其比值越小说明该治疗方案药物经济学价值越高。增量成本-效果比则指不同备选方案之间的成本差额和产出差额的比值，表示与对照组相比多支付的成本是否值得。

82. 儿童/青少年根除幽门螺杆菌指征与成人有何不同？

儿童/青少年均是幽门螺杆菌的易感人群，儿童/青少年的幽门螺杆菌根除指征尚有一定争议。与成人相比，儿童/青少年幽门螺杆菌感染有以下不同：①少部分感染者可自发清除；②根除后再感染率高；③对根除治疗药物依从性和不良反应耐受性低；④根除治疗可选择药物种类少；⑤应用抗生素对肠道菌群负面影响风险高；⑥发生严重疾病（胃癌、胃黏膜相关淋巴组织淋巴瘤）的风险低或几乎无。这些与成人的不同点提示，儿童/青少年根除幽门螺杆菌似乎不如成人迫切，也就是说根除指征应该比成人严。

《ESPGHAN/NASPGHAN 儿童和青少年幽门螺杆菌管理联合指南》是唯一有关儿童/青少年幽门螺杆菌感染处理的国际指南，2017 年发表的修订版将适应对象从儿童扩展至青少年。然而，从预防胃癌的角度看，有必要在儿童/青少年阶段根除幽门螺杆菌。因为这一年龄段的感染者很少发生胃黏膜萎缩/肠上皮化生，根除幽门螺杆菌后如果不发生再感染，预防肠型胃癌可获得更好效果。日本推荐在青少年（中学生）中筛查/根除幽门螺杆菌感染。尽管我国也是胃癌高发国家，但儿童/青少年中幽门螺杆菌感染率高、耐药率高、根除困难和根除后再感染率高，这些因素制约我国做出类似于日本的推荐。因此，目前我们还是参考《ESPGHAN/NASPGHAN 儿童和青少年幽门螺杆菌管理联合指南》的推荐，从严掌握儿童/青少年根除幽门螺杆菌的指征。

对于儿童/青少年阶段幽门螺杆菌的检测指征：①消化性溃疡；②胃黏膜相关淋巴组织淋巴瘤；③慢性胃炎；④一级亲属有胃癌的患儿；⑤不

明原因的难治性缺铁性贫血;⑥计划长期服用非甾体抗炎药(包括低剂量阿司匹林);⑦对于功能性腹痛患儿,不建议行幽门螺杆菌检测。

目前公认的建议是不推荐对 14 岁以下儿童行常规幽门螺杆菌检测,原因有 3 点:①与成人相比,儿童幽门螺杆菌感染者发生严重疾病包括消化性溃疡、萎缩性胃炎和胃癌等疾病的风险低;②根除治疗不利因素较多,包括抗生素选择余地小(仅推荐阿莫西林、克拉霉素和甲硝唑)。此外儿童对药物不良反应耐受性低,影响治疗依从性,很难进行足疗程治疗。③儿童幽门螺杆菌感染有一定自发清除率,根除后再感染率也可能高于成人。

但有部分儿童检测和根除幽门螺杆菌治疗的获益会比较大。例如,《儿童幽门螺杆菌感染诊治专家共识》推荐有消化性溃疡、胃黏膜相关淋巴组织淋巴瘤的幽门螺杆菌儿童感染者必须根治。以下情况可考虑根治:慢性胃炎、有胃癌家族史、不明原因的难治性缺铁性贫血、计划长期服用非甾体抗炎药(包括低剂量阿司匹林)者,或监护人、年长儿童强烈要求治疗。

因此,除满足指征的儿童外,建议儿童幽门螺杆菌感染者成年后再进行正规的根除治疗,一次根除成功。同时,需要注意的是,《中国居民家庭幽门螺杆菌感染的防控和管理专家共识(2021 年)》指出,大多数幽门螺杆菌的感染发生在儿童和青少年时期,成年后也会感染,且幽门螺杆菌是一种可以在家庭成员之间传播的致病菌,即使没有症状,也建议为了青少年儿童的健康,家庭中的成年幽门螺杆菌感染者,在无禁忌证的情况下,应积极根除幽门螺杆菌。

83. 为什么老年人根除幽门螺杆菌治疗应进行获益-风险综合评估？

目前国际上缺乏专门针对老年人的幽门螺杆菌感染处理共识。相关问卷调查显示,多数临床医生对老年人根除幽门螺杆菌治疗的态度趋向保守。一般而言,老年人(年龄>70岁)对根除幽门螺杆菌治疗药物的耐受性和依从性降低,发生药物不良反应的风险增加,伴发其他严重疾病概率增加(潜在的抗衡因素)。另一方面,非萎缩性胃炎或轻度萎缩性胃炎的老年患者根除幽门螺杆菌预防胃癌的潜在获益下降,因为肠型胃癌发生是一个相对漫长的过程。在老年人中,有相对突出的服用阿司匹林/非甾体抗炎药病史、维生素 B_{12} 吸收不良病史等已列入幽门螺杆菌根除指征。老年人身体状况不一,预期寿命是影响根除幽门螺杆菌获益的重要因素。因此对老年人幽门螺杆菌感染应进行获益-风险综合评估,个体化处理。

《国六共识》建议:根除幽门螺杆菌的获益和风险在不同个体之间存在差异,对于感染者应进行个体化评估和处理。

84. 幽门螺杆菌感染是如何传播的？

幽门螺杆菌感染后均会引起慢性活动性胃炎,幽门螺杆菌感染可以在人与人之间传播,因此幽门螺杆菌胃炎已被定义为一种感染(传染)性疾病。

感染性疾病的传播涉及传染源、传播途径和易感人群。一度认为幽门螺杆菌感染可以通过中间宿主(猫、牛、羊等)传播,但目前已排除了这一可能性。目前认为感染者(人)是幽门螺杆菌感染的唯一传染源。不论年幼(<1岁)或年老人群对幽门螺杆菌普遍易感,感染主要发生在幼儿/儿童阶段,感染根除后仍有发生再感染的风险。

幽门螺杆菌定植于人胃内,因此必定是从口进入,但确切的传播途径尚不完全清楚。目前一般认为幽门螺杆菌通过口-口、胃-口和/或粪-口途径在人与人之间传播,其中口-口是主要传播途径。

胃-口途径传播的主要证据为:①早年回顾性研究提示,感染可通过消毒不彻底的胃镜检查传播。②感染者呕吐物中含有幽门螺杆菌,可作为传染源。目前胃镜消毒有严格要求,感染者呕吐物进入易感者口中的可能性极小,因此这一途径的传播作用甚微。粪-口途径是指感染者的粪便污染饮水、食物、生活用品等后进入易感者口内,这一途径在卫生经济条件很差的国家/地区人群中传播起较大作用,但我国通过这一途径传播的可能性很小。

幽门螺杆菌通过唾液口-口途径传播的主要证据是:①幽门螺杆菌主要在家庭内传播。女主人是感染者的家庭中,子女感染率高,感染的细菌具有同源性;而男主人是感染者的家庭中子女感染率低。推测女主人可能通过喂食等不良习惯传染给子女。②幽门螺杆菌感染率在不分餐制家庭成员中高于分餐制家庭成员,提示不分餐进食是潜在传播风险。③在部分感染者进食后的筷子中检测出幽门螺杆菌的DNA(培养阴性)。④在部分感染者唾液中可检测出幽门螺杆菌DNA(培养阳性罕见)。

相关研究发现,幽门螺杆菌感染与年龄、BMI、主要饮食地点和消费量相关。已在全球范围内对幽门螺杆菌感染的影响因素进行了研究,包括社会经济状况、卫生设施、饮食模式等。另有研究报道,在经济状况落后地区,男性幽门螺杆菌的感染率略高,他们认为在农村地区,男性的工作场所往往缺乏清洁的水源和厕所设施,卫生条件差可能会增加男性感染幽门螺杆菌的机会。

海南省幽门螺杆菌感染率与年龄大、职业（农民）、顺产、胃癌家族史、共用餐具、经常食用槟榔和有胃肠道症状呈正相关，与患病率负相关的因素是家庭人口≤3人、经常餐前洗手、经常刷牙、每周运动、三餐规律和经常进食瓜果蔬菜。

幽门螺杆菌感染分为3个阶段：胃黏膜定植、随之而来的免疫反应和疾病发展。当细菌进入胃时，它会利用胃壁受伤的区域向上皮膜方向漂浮。它使用Tlp受体，主要是TlpB，根据细胞环境中的化学信号调节鞭毛运动。活性氧、尿素、乳酸和胃酸是这些受体的信号；尿素是微生物入侵的关键因素。还有一些未知分子可能在这种机制中发挥作用。

幽门螺杆菌使用脲酶来保护自身免受周围酸性介质的侵害。尿素通过脲酶转化为氨和其他有益化合物，从而提高微环境的pH值，同时保护细菌免受胃酸的侵害。在存在这种屏障的情况下，胃壁内壁的黏膜凝胶变得不那么黏稠，使细菌能够穿过黏液流向胃部凹陷，最终在胃部凹陷中定植。

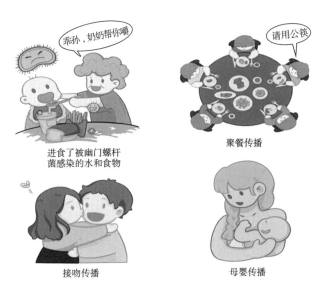

进食了被幽门螺杆菌感染的水和食物

聚餐传播

接吻传播

母婴传播

85. 全球和我国分别有多少人感染了幽门螺杆菌？

幽门螺杆菌感染是人类最常见的慢性感染之一，目前全世界约有一半的人口存在幽门螺杆菌定植，定植人群非常广泛。但在不同的国家和地区其感染率存在显著差别。幽门螺杆菌在亚洲、拉丁美洲和非洲比在北美地区更常见，在北美地区中仅见于24%的人群。在幽门螺杆菌感染者中，34.7%生活在工业化国家，而50.8%生活在资源贫乏的国家，大多数当代研究表明幽门螺杆菌感染发病率一直在稳步下降。

其感染率高低有以下基本规律：①发展中国家高于发达国家；②卫生经济条件差的国家/地区高于卫生经济条件好的国家/地区；③农村高于城市；④成人高于儿童。相关报道显示，我国幽门螺杆菌感染率为40%～60%，与全球平均感染率相当。

与30多年前相比，西方国家中的幽门螺杆菌感染率显著下降，目前为15%～25%（下降>30%）。我国30多年来下降了10%～20%。

幽门螺杆菌感染多发生在儿童/青少年，这一人群中幽门螺杆菌感染率变化有助于预测未来一段时间中人群感染率变化。目前日本儿童/青少年中的感染率仅3%～5%，他们预测至2050年可基本消灭幽门螺杆菌感染。我国这一年龄段人群感染率为20%～30%，因此幽门螺杆菌感染的防控任务更艰巨。

86. 幽门螺杆菌感染与非酒精性脂肪性肝病有关联吗？

非酒精性脂肪性肝病（non-alcoholic fatty liver disease，NAFLD）较为

常见,生活方式、习惯等改变使得 NAFLD 患病率逐渐上升,影响人们的健康。NAFLD 是一个重大的公共卫生问题,影响着全球约四分之一的人口。最新研究表明,NAFLD 的全球总患病率为 32.4%。据预测,未来十年 NAFLD 的患病率将增至 56%。因此,治疗 NAFLD 势在必行。

幽门螺杆菌与 NAFLD 密切相关。幽门螺杆菌引起的慢性炎症反应、肠道菌群改变、胰岛素抵抗可以破坏机体血脂代谢平衡,使肝脂质大量沉积,导致肝脂肪变性等。根除幽门螺杆菌后,患者血脂、血糖、胰岛素浓度均改善,也能在一定程度上说明幽门螺杆菌感染与 NAFLD 存在相关性。

迄今为止,幽门螺杆菌与 NAFLD 的相关性及疾病机制尚未完全阐明,这可能与研究人群、样本量大小以及诊断 NAFLD、幽门螺杆菌感染的方法存在差异有关,而且 NAFLD 的发病与研究对象的饮食习惯、所处地域等众多因素都有一定的关系,因此可能得出的结论并不相同。

87. 幽门螺杆菌感染后可以发生自发清除吗?

幽门螺杆菌感染后机体可产生相应抗体,然而这些抗体并不能清除幽门螺杆菌,此外,幽门螺杆菌存在其他免疫逃逸机制,因此一般认为幽门螺杆菌感染后难以自发清除。这也是《幽门螺杆菌胃炎京都全球共识》强调治疗所有幽门螺杆菌感染者的理由之一。

但确实在一些情况下可以发生自发清除:①部分儿童幽门螺杆菌感染后可以自发清除,其机制不明,这也是儿童幽门螺杆菌感染的根除指征应从严掌握的理由之一。②幽门螺杆菌定植于胃型上皮,胃黏膜广泛肠上皮化生(失去了胃型上皮特征)时,幽门螺杆菌难以在胃部定植,出现类似于自发清除的现象。在这种情况下不仅幽门螺杆菌在胃内消失,时间久了血清幽门螺杆菌抗体也可转为阴性。此外,成人因为用抗生素治疗其他疾病时偶尔也可无意导致幽门螺杆菌根除,但这不是真正意义上的自发清除。

88. 幽门螺杆菌根除后还会再感染吗?

幽门螺杆菌感染后可产生相应抗体,血清抗体(IgG)在幽门螺杆菌被根除后还可存在较长时期。然而抗幽门螺杆菌抗体缺乏免疫保护作用,因此幽门螺杆菌根除后仍存在再感染风险。

幽门螺杆菌"根除"后,间隔一段时间用反映现症感染的方法(如呼气试验)检测,再次出现阳性,称为复发(recurrence)。这一复发在排除检测错误后,存在 2 种可能性:①幽门螺杆菌再感染(reinfection);②幽门螺杆菌再燃(recrudescence)。

再感染是真正根除后重新感染了幽门螺杆菌,因此前后 2 次阳性的幽门螺杆菌菌株不同;再燃是并未真正根除,而是初次复查时由于某种原因造成假阴性,再次复查时呈现阳性,前后 2 次阳性是同一幽门螺杆菌菌株。

如果能够收集到 2 次阳性菌株,用分子生物学方法检测(DNA 指纹图)可以鉴别是再感染还是再燃。但菌株收集不易,同一患者前后收集到 2 次更不易,因此这一方法难以在临床上普遍实施。目前临床上多采用证实根除(尿素呼气试验 2 次阴性)后再间隔若干时间(6~12 个月阳性为再燃,>12 个月阳性为再感染)复查的方法来判别。

全球报道的幽门螺杆菌根除后复发率为 1%~20%/年,其中部分为再燃,不是真正的再感染。目前我国报道的幽门螺杆菌再感染率为

1.00%～1.75%/年,低于以前报道的 4%～5%/年。

再感染率对幽门螺杆菌感染及其相关疾病的防控有重要参考价值,如社区高再感染率被认为是全面推进幽门螺杆菌感染筛查/治疗策略的抗衡因素。目前我国幽门螺杆菌的再感染率已相对较低,有利于我国开展幽门螺杆菌感染筛查/治疗。海南省海口市幽门螺杆菌感染者 1 年复发率为 3.06%,相对较低,复发常见于 40 岁以内青年女性,频繁外出聚餐和常接触其他幽门螺杆菌感染者是复发的独立危险因素。

89. 如何有效实施幽门螺杆菌感染的防治?

幽门螺杆菌感染是一种全球范围内常见的感染,自 20 世纪 80 年代首次从慢性活动性胃炎患者的胃黏膜活检组织中分离成功以来,幽门螺杆菌一直是无数最佳实践管理建议的主题,这些建议的不断更新代表着科学研究的进步。

已经公布的幽门螺杆菌感染治疗的三大指南,包括《美国胃肠病学会(ACG)临床指南》《多伦多成人幽门螺杆菌感染治疗共识》和《马斯特里赫特 V/佛罗伦萨共识报告》。以下向大家介绍一下幽门螺杆菌的治疗经验。

(1)抗生素选择:这 3 项指南皆认为克拉霉素的耐药性增加,除非已知克拉霉素耐药,否则克拉霉素依旧是一线药物。

(2)治疗方案

1)ACG 指南(2017)的一线治疗方案

◆四联疗法是新标准,克拉霉素(500 毫克)、阿莫西林(1 克)、甲硝唑(500 毫克)和 PPI(每日 2 次)推荐为一线疗法。

◆另一种方案是碱式水杨酸铋(300 毫克、每日 4 次),甲硝唑(500

毫克,每天 3 或 4 次),四环素(500 毫克,每日 4 次)和 PPI(每日 2 次)。开具该方案时应告知患者,使用时大便变黑属正常情况。

◆左氧氟沙星(500 毫克,每日 1 次),阿莫西林(1 克,每日 2 次)和 PPI(每日 2 次)三联疗法是替代疗法,但不推荐作为最佳初始选择。

2)持续性 HP 感染的补救治疗:ACG 指南(2017)补救治疗方案。

◆在选择补救疗法时,应尽量避免使用该患者先前用过的抗生素并考虑是否已出现显著的阿莫西林耐药性。

◆优选含铋剂四联疗法或左氧氟沙星三联疗法为补救方案。血清化验并不能用于诊断"持续感染"。

3)检测和治疗新推荐

◆对于 60 岁以下,无消化不良且无高危特征的患者,可考虑非内镜检查。

◆原因不明的缺铁患者应进行幽门螺杆菌检测。

◆关于特发性血小板减少性紫癜患者的新数据表明,至少在成人中,治疗后血小板计数持续改善。

我国约 50% 幽门螺杆菌的感染者,感染幽门螺杆菌后均会发生慢性活动性胃炎,15%～20% 感染者可发生消化性溃疡,10% 发生消化不良,4%～5% 发生胃癌,因此幽门螺杆菌感染造成了很大的疾病负担。

根除幽门螺杆菌可有效预防和治疗上述幽门螺杆菌相关疾病,具有很大的成本-效果比优势,所以应该重视幽门螺杆菌感染的防控。幽门螺杆菌感染防控的最终目标是消灭幽门螺杆菌感染,日本预计在 2050 年可基本实现这一目标,美国也有类似计划。基于我国现实和借鉴国际经验,提出以下措施。

(1)提高认知度:应努力提高公众、健康工作者和相关管理层对幽门螺杆菌感染相关疾病的负担和防控重要性的认知度。全面推广分餐或应用公筷、公勺进餐。

（2）控制家庭内部传播：改变不良卫生习惯，防止感染者唾液进入他人之口；将幽门螺杆菌感染作为婚前筛检项目，杜绝新成立的家庭内幽门螺杆菌感染的发生；酌情行阳性患者其他家庭成员筛查。

（3）临床上重视幽门螺杆菌检测和治疗：因消化不良等症状就诊或行胃镜检查的患者，均应常规检测幽门螺杆菌，阳性者给予根除治疗并证实根除。

（4）开展幽门螺杆菌感染无症状人群筛查：我国人口基数大，要全面开展无症状人群筛查并不现实。可优先对胃癌高发区人群、胃癌高风险个体（有胃癌家族史、高盐饮食/吸烟、40 岁以上男性等）筛查，逐步扩大筛查范围。

90. 幽门螺杆菌疫苗防治幽门螺杆菌感染有效吗？

幽门螺杆菌胃炎作为一种感染性疾病，应用有效疫苗进行预防/治疗应该是最佳策略。随着幽门螺杆菌耐药率上升导致的根除率下降和根除幽门螺杆菌预防胃癌效果的明确，人们越来越期盼有效的幽门螺杆菌疫苗问世。

幽门螺杆菌疫苗的研究已有近 30 年历史了，我国在这方面已有一定突破。2015 年邹全明教授团队首先报道了幽门螺杆菌预防性疫苗在儿童中应用。其结果显示，口服重组疫苗 3 次，与安慰剂组相比，第一年 71.8%、第二年和第三年约 55% 的儿童获得保护作用，但其长期保护作用尚待进一步观察。然而，最近彼得·马尔弗泰纳教授团队采用幽门螺杆菌重组疫苗注射，在志愿者中的研究未显示疫苗保护作用。国内学者用幽门螺杆菌治疗性疫苗在蒙古沙鼠中进行探索，初步结果显示可降低胃黏膜细菌密度。决定幽门螺杆菌疫苗效果的抗原、佐剂和投入途径还在不断探索中。

综上所述，尽管已历经了近 30 年不懈努力，但由于幽门螺杆菌感染后免疫反应的复杂性，到目前为止，相关疫苗的临床应用仅看到了曙光，真正在临床推广应用可能还有相当远的路要走。

91. 幽门螺杆菌感染和根除对胃肠道微生物群有何影响？

关于幽门螺杆菌的感染和根除对胃肠道微生物群的影响先前已有较多研究报道。胃部具有独特的生态系统，复杂的菌群结构是重要的组成部分。研究人员在胃内发现了 133 个菌种，主要由厚壁菌门、变形菌门、放线菌门、拟杆菌门和梭杆菌门等组成，对维持胃稳态发挥了重要作用。幽门螺杆菌感染可导致正常菌群类型和丰度发生改变，破坏胃稳态，从而增加胃炎等上消化道疾病的发生风险。根除幽门螺杆菌有利于恢复胃内稳态。

肠道微生物群是一个极其庞大而复杂的系统，包含细菌、真菌和病毒等。幽门螺杆菌为外源性细菌，通过破坏生物屏障和细菌易位影响肠道微生态环境。这可能与幽门螺杆菌感染造成胃肠道激素分泌水平变化，以及通过黏膜共同免疫反应等机制改变远端肠道微生态环境有关。值得注意的是，在根除幽门螺杆菌过程中，抗生素的过度使用也会引起肠道菌群紊乱，但影响时间偏短，在根除后 6 ~ 8 周后该现象会得到明显改善。

综上所述，幽门螺杆菌感染和根除可对胃肠道微生物群产生影响，总体上根除幽门螺杆菌对胃肠道菌群的正面作用大于负面影响。

92. 口腔幽门螺杆菌对幽门螺杆菌感染传播有何影响？

除了胃肠道外,口腔可能也是幽门螺杆菌定植的部位之一。幽门螺杆菌生存条件较为苛刻,口腔并非其主要的定植部位,这导致普通的培养法检出率较低。目前较为可靠的检测方法是分子生物学检测(如聚合酶链反应、基因测序等),兼具高特异性及敏感性,更适合口腔幽门螺杆菌的检测。

幽门螺杆菌与口腔相关的传播方式有粪-口、口-口途径。口-口途径是指幽门螺杆菌定居在口腔中并通过唾液等媒介传播。流行病学调查显示人口密度与幽门螺杆菌的传播和感染率密切相关,其感染播散具有人群聚集性,中国人有共餐饮食、共用餐具、咀嚼喂食等习惯,很大程度上增加了口-口传播的可能性。

93. 口腔幽门螺杆菌对胃幽门螺杆菌根除和复发有何影响？

口腔是消化道的起始端,通过食管与胃肠道相连接,是幽门螺杆菌进入人体的第一通道,这可能是胃内幽门螺杆菌与口腔幽门螺杆菌存在着交叉感染的原因之一。口腔幽门螺杆菌会增加胃感染的严重程度和根除的难度。国外一项研究显示,口腔幽门螺杆菌与胃食管反流、食管括约肌松弛和十二指肠炎的发生率增加有关。另一方面,口腔幽门螺杆菌阳性患者的胃幽门螺杆菌根除成功率显著低于口腔幽门螺杆菌阴性患者

（52.2% vs 91.6%）。口腔幽门螺杆菌与胃部感染之间的关联表明，口腔可能是胃再感染的来源。综上所述，保持口腔卫生、分餐、应用公筷等措施有利于增加根除成功率和减少复发率。

94. 幽门螺杆菌感染可引起口臭吗？

口臭是呼气中含有令人不愉快气味的一种症状，表现为呼吸时有明显气味，刷牙、漱口均难以消除，使用清洁剂亦难以掩盖，严重时影响社会交往和产生心理障碍。

一半以上的成年人均有口臭，尤其是在早晨。大部分口臭来源于口腔，牙周炎和牙龈炎是迄今为止导致口臭的最主要原因。但牙医不应忽视其他疾病导致的口腔异味，其中包括幽门螺杆菌感染。1985 年马歇尔本人通过吞服幽门螺杆菌人体试验首次提出幽门螺杆菌感染与口臭的产生有一定的相关性。此后有多项研究证实，根除幽门螺杆菌可以有效改善口臭症状。

值得注意的是，口臭仅出现在部分幽门螺杆菌感染者中，并且引起口臭的原因较多，需要进一步排除其他口腔性疾病。

95. 幽门螺杆菌根除治疗对肠易激综合征转归有影响吗？

随着人们对幽门螺杆菌的关注度越来越高，幽门螺杆菌感染被证实与多种疾病的发生、发展相关，这不仅成为我们国家公共卫生难题，同时也严重影响人们的生活。肠易激综合征（irritable bowel syndrome，IBS）是一种胃肠功能性障碍综合征,发生的因素包括肠道微生物群、肠道通透性、肠道免疫功能、运动性、内脏感觉、脑-肠相互作用和社会心理状态的改变。多项临床数据支持,幽门螺杆菌与 IBS 的发生有关,IBS 发病人群的幽门螺杆菌感染率要高于非 IBS 患者。一项回顾性随访研究结果显示,感染幽门螺杆菌的成年患者比没有感染幽门螺杆菌的患者患 IBS 的风险高出近 3.1 倍。同时有相关研究显示,IBS 患者的幽门螺杆菌感染率要高于非 IBS 患者的感染率,并在根除幽门螺杆菌后 IBS 患者的症状较前改善。

96. 根除幽门螺杆菌感染对降低心血管风险是否有益?

心血管疾病是危害公众安全的一类重大疾病。幽门螺杆菌感染与心血管疾病的关系随着临床研究的深入也越来越受重视。

研究者利用 ^{13}C 尿素呼气试验,将 1818 例受试者分为幽门螺杆菌阴性和阳性。研究发现,18 岁以上的幽门螺杆菌阳性者的身高、舒张压、收缩压、体重以及体重指数均显著上升。另一研究者在研究中观察了进行幽门螺杆菌根除治疗的 99 例幽门螺杆菌阳性原发性高血压患者发现,停止使用降压药物之后,有 90 例患者的血压恢复至正常范围。幽门螺杆菌与高血压之间的关系可能归咎于幽门螺杆菌侵入的重要位置,释放了血管活性物质,激活了细胞因子级联反应。故而针对并发幽门螺杆菌感染的原发性高血压患者,可尝试采用幽门螺杆菌根除治疗方法,控制患者血压。

研究将健康筛查中的 300 例心房颤动患者(短期即 12 个月以内的心房颤动者、长期即 12 个月以上的心房颤动者)为研究对象,发现相较于短期心房颤动者而言,长期心房颤动者的幽门螺杆菌水平显著上升,且幽门螺杆菌 $^{12}C/^{13}C$ 比值 4% 可视为长期心房颤动的独立预测因子。

总之,需要足够的样本量双盲随机对照分析以及前瞻性探讨,才能进一步为心血管疾病与幽门螺杆菌感染关系研究提供可靠依据。

97. 根治幽门螺杆菌感染与老年人和/或代谢性疾病的相关性是什么?

研究发现,年龄越大的患者幽门螺杆菌的感染率越高。衰老是与许多疾病相关的不可避免的显性风险之一,包括端粒丢失、干细胞失活性和新陈代谢变化、环境和生物应激加剧、细胞周期和免疫系统功能减退等。

体重指数(BMI)≥24.0 千克/平方米的患者更易感染幽门螺杆菌,事实上,肥胖与多种疾病有关,其与幽门螺杆菌感染之间的关系也有文献报道,幽门螺杆菌感染本身也可以通过免疫系统激活引起代谢障碍。

血糖偏高的患者幽门螺杆菌感染率高于正常血糖患者,这可能与幽门螺杆菌感染引起的胰岛素抵抗及胰岛细胞凋亡有关。

此外,幽门螺杆菌感染募集并激活了炎症细胞和炎症因子,炎症细胞激活后分泌肿瘤坏死因子(tumor necrosis factor,TNF),而 TNF 能抑制脂蛋白酶的活性,从而使血液中甘油三酯水平升高,高密度脂蛋白胆固醇水平降低。

98. 幽门螺杆菌与特发性血小板减少性紫癜的关系是什么?

随着对幽门螺杆菌的深入认识,它还可以引起其他非消化系统疾病,如自身免疫病(类风湿性关节炎、干燥综合征、自身免疫性甲状腺疾病及过敏性紫癜)、淋巴瘤和缺铁性贫血。自研究者报告幽门螺杆菌感染与特发性血小板减少性紫癜(idiopathic thrombocytopenic purpura, ITP)有关后,一些关于幽门螺杆菌和ITP关系的研究也有发表,但是结论时有矛盾。

目前认为幽门螺杆菌感染与部分ITP发病的关系可能有以下几种情况。

(1)抗幽门螺杆菌和血小板抗原交叉反应:幽门螺杆菌与血小板某些抗原性成分交叉模拟导致机体产生抗血小板抗体。幽门螺杆菌感染诱导血小板细胞某些表面抗原改变被机体免疫系统所识别,产生抗血小板抗体。

(2)细胞因子改变:幽门螺杆菌感染主要以Th1型免疫反应,释放γ干扰素和IL-2为特征,Th1能够募集及激活巨噬细胞,并增强巨噬细胞吞噬能力,促进免疫性血小板减少发生。

总之,鉴于幽门螺杆菌是多种疾病的致病因子,且其检测简便易行、无创,药物治疗的不良反应小,因此对成人ITP患者应常规进行幽门螺杆菌筛查,阳性患者应积极治疗。

99. 幽门螺杆菌的休眠形式在消化性溃疡发生中的意义是什么?

前文讨论了幽门螺杆菌是导致消化性溃疡的主要原因,然而在根治幽门螺杆菌的过程中,抗菌药物的使用不仅会导致微生物耐药菌株的出现,而且还有助于幽门螺杆菌转化为静息(休眠)状态。幽门螺杆菌的休眠形式已被证明在消化性溃疡复发的发展中起潜在作用。

幽门螺杆菌有三种形态,包括:①S形;②C形和U形;③球形。其中

C 形和 U 形形式很可能是细菌的休眠形式。幽门螺杆菌的 C 形和 U 形形式能够反向过渡到营养复制状态并导致消化性溃疡复发。

100. 高盐饮食和并发幽门螺杆菌感染的综合影响是什么？

幽门螺杆菌感染和高盐饮食被认为是胃癌发生的重要促进因素。高盐饮食被认为会导致暂时的组织损伤、保护性黏膜屏障的改变，并促进幽门螺杆菌的定植，导致胃部肿瘤进展。高盐饮食和幽门螺杆菌定植之间的协同作用，通过多种机制发挥作用，促进胃腺癌的发展，主要包括黏膜屏障的破坏、细胞完整性、幽门螺杆菌基因表达的调节、氧化应激诱导和炎症反应的激发。总体而言，癌症患者的钠摄入量中位数高于健康对照组。幽门螺杆菌感染是一个额外的风险因素，对每日钠摄入量较高的人群有特别的影响。因此，根据流行病学发现，大量证据表明，减少盐的摄入和使用抗菌疗法可能会降低个体对癌症的易感性。

参考文献

[1] 奇云."埋藏"在肠胃中的诺贝尔奖:幽门螺旋杆菌的发现过程[J].生物学教学,2006,(3):7-10.

[2] MARSHALL B J, WARREN J R. Unidentified curved bacilli in the stomach of patients with gastritis and peptic ulceration[J]. Lancet, 1984, 1 (8390):1311-1315.

[3] 刘文忠,谢勇,陆红,等.第五次全国幽门螺杆菌感染处理共识报告[J].胃肠病学,2017,22(6):346-360.

[4] 黄览,王道敏,黄赞松,等.幽门螺杆菌定植与致病机制的研究新进展[J].中国医学创新,2022,19(14):166-170.

[5] GORRELL R, KWOK T. The Helicobacter pylori methylome:roles in gene regulation and virulence[J]. Curr Top Microbiol Immunol, 2017, 400: 105-127.

[6] 刘文忠.《幽门螺杆菌感染的处理:马斯特里赫特Ⅵ/佛罗伦萨共识报告》解读[J].胃肠病学,2021,26(11):676-686.

[7] 中华医学会消化病学分会幽门螺杆菌学组.第六次全国幽门螺杆菌感染处理共识报告(非根除治疗部分)[J].胃肠病学,2022,27(5):289-304.

[8] NGUYEN W T, PENG F B, EMELOGU I, et al. The predictive performance of contemporary guideline recommendations for Helicobacter pylori testing in a United States population[J]. Clin Gastroenterol Hepatol, 2023, 21(7):1771-1780.

[9] 刘文忠,吕农华,谢勇,等.幽门螺杆菌胃炎京都全球共识研讨会纪要[J].中华消化杂志,2016,(1):53-57.

[10] 刘文忠."幽门螺杆菌胃炎京都全球共识"解读[J].胃肠病学,2015,

20(8):449-456.

[11]国家消化系疾病临床医学研究中心(上海),国家消化道早癌防治中心联盟,中华医学会消化病学分会幽门螺杆菌和消化性溃疡学组,等.中国居民家庭幽门螺杆菌感染的防控和管理专家共识(2021年)[J].中华消化杂志,2021,41(4):221-233.

[12]邵龙飞,许周毅,梁佳毅,等.幽门螺旋杆菌感染与 MALT1 基因易位对胃 MALT 淋巴瘤免疫微环境的影响及意义[J].临床与实验病理学杂志,2023,39(6):650-654.

[13]黄军祥,王允,庞智.胃 MALT 淋巴瘤预后影响因素及治疗策略的研究进展[J].国际消化病杂志,2023,43(1):1-5.

[14]中华医学会消化病学分会幽门螺杆菌学组.2022 中国幽门螺杆菌感染治疗指南[J].中国消化杂志,2022,42(11):745-756.

[15]KAJIHARA Y,SHIMOYAMA T,MIZUKI I. Evaluation of the effects of a proton pump inhibitor on Helicobacter pylori stool antigen testing[J]. Helicobacter,2023,28(3):e12961.

[16]BALENDRA V,AMOROSO C,GALASSI B,et al. High-salt diet exacerbates H. pylori infection and increases gastric cancer risks[J]. J Pers Med,2023,13(9):1325.

[17]IDOWU S,BERTRAND P P,WALDUCK A K. Gastric organoids:advancing the study of H. pylori pathogenesis and inflammation[J]. Helicobacter,2022,27(3):e12891.

[18]KUDO Y,KUDO S E,MIYACHI H,et al. Changes in halitosis value before and after Helicobacter pylori eradication:a single-institutional prospective study[J]. J Gastroenterol Hepatol,2022,37(5):928-932.

[19]WANG C,YIN Y,WANG L,et al. Association between Helicobacter pylori infection and irritable bowel syndrome:a systematic review and meta-analysis[J]. Postgrad Med J,2023,99(1169):166-175.

[20]何旭,相维,张方.2012—2014 年药物经济学评价文献的质量评估:

依据中国药物经济学评价指南(2011 版)[J].中国药物经济学,
2015,10(8):12-17.

[21]何桂.2000—2020 年胃癌流行趋势和归因于幽门螺杆菌的负担分
析[D].郑州:郑州大学,2022.

[22]NIU M,ZHOU Y,XIE Y,et al. Comparison of the dual therapy of Ila-
prazole-Amoxicillin and the bismuth quadruple therapy of Ilaprazole-
Amoxicillin-Furazolidone-Bismuth glycyrrhizinate for eradication of Heli-
cobacter pylori[J]. Front Pharmacol,2022,13:771876.

[23]ZHOU Y,ZHONG Z,HU S,et al. A survey of Helicobacter pylori Antibi-
otic-Resistant genotypes and strain lineages by Whole-Genome sequen-
cing in China[J]. Antimicrob Agents Chemother, 2022, 66 (6):
e0218821.

[24]YANG Z,XIE Y,ZHANG D,et al. CYP2C19 gene polymorphism in
Ningxia[J]. Pharmacol Rep,2023,75(3):705-714.

[25]CHEN R X,ZHANG D Y,ZHANG X,et al. A survey on Helicobacter
pylori infection rate in Hainan Province and analysis of related risk fac-
tors[J]. BMC Gastroenterol,2023,23(1):338.

[26]ZHANG X D,ZHANG D Y,CHEN R X,et al. Ilaprazole-amoxicillin dual
therapy at high dose as a first-line treatment for helicobacter pylori infec-
tion in Hainan:a single-center, open-label, noninferiority, randomized
controlled trial[J]. BMC Gastroenterol,2023,23(1):249.

[27]Zhou Y,Deng Y,You Y,et al. Prevalence and risk factors of Helicobact-
er pylori infection in Ningxia,China:comparison of two cross-sectional
studies from 2017 and 2022[J]. Am J Transl Res,2022,14(9):6647-
6658.

[28]MALFERTHEINER P,CAMARGO M C,EL-OMAR E,et al. Helicobact-
er pylori infection[J]. Nat Rev Dis Primers,2023,9(1):19.

[29]PEEK RM J R,BLASER M J. Helicobacter pylori and gastrointestinal

tract adenocarcinomas[J]. Nat Rev Cancer,2002,2(1):28-37.

[30] Hooi J K Y,Lai W Y,Ng W K,et al. Global Prevalence of Helicobacter pylori Infection:systematic review and meta-analysis[J]. Gastroenterology,2017,153(2):420-429.

[31] PLUMMER M,FRANCESCHI S,VIGNAT J,et al. Global burden of gastric cancer attributable to Helicobacter pylori[J]. Int J Cancer,2015,136(2):487-490.

[32] YUAN C,ADELOYE D,LUK T T,et al. Global Health Epidemiology Research Group. The global prevalence of and factors associated with Helicobacter pylori infection in children:a systematic review and meta-analysis[J]. Lancet Child Adolesc Health,2022,6(3):185-194.

[33] LAM S Y,MOMMERSTEEG M C,YU B,et al. Toll-like receptor 1 locus re-examined in a genome-wide association study update on Anti-Helicobacter pylori IgG titers[J]. Gastroenterology,2022,162(6):1705-1715.

[34] EL-OMAR E M. Genetic predisposition for Helicobacter pylori infection-the jury is still out![J]. Gastroenterology,2022,162(6):1591-1593.

[35] AZHARI H,KING J A,COWARD S,et al. The global incidence of peptic ulcer disease is decreasing since the turn of the 21st century:a study of the Organisation for Economic Co-Operation and Development (OECD)[J]. Am J Gastroenterol,2022,117(9):1419-1427.

[36] HAWKEY C,AVERY A,COUPLAND C A C,et al. Helicobacter pylori eradication for primary prevention of peptic ulcer bleeding in older patients prescribed aspirin in primary care (HEAT):a randomised,double-blind,placebo-controlled trial[J]. Lancet,2022,400(10363):1597-1606.

附 图

海南医学院第二附属医院消化内科成立了海南省首家幽门螺杆菌专病门诊,成为全国首批"幽门螺杆菌规范化诊治门诊"全国示范中心。

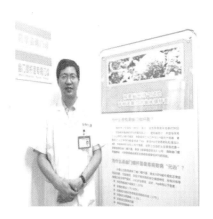

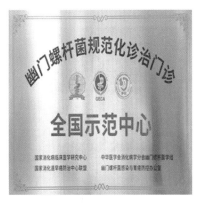

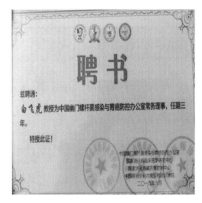

海南省幽门螺杆菌分中心的成立。

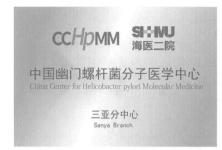
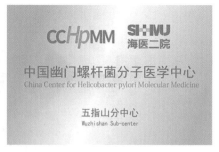
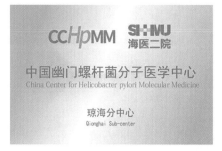
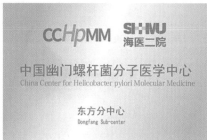

在海南省各级市县进行幽门螺杆菌义诊。

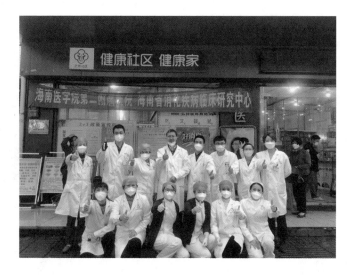

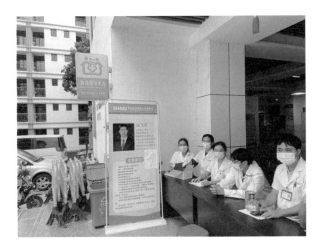

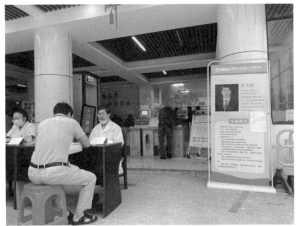

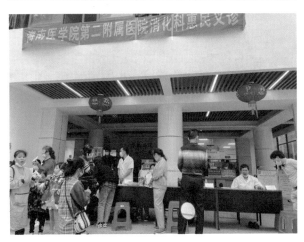

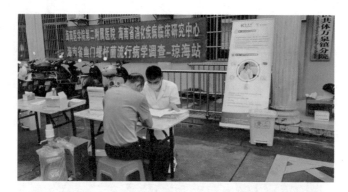

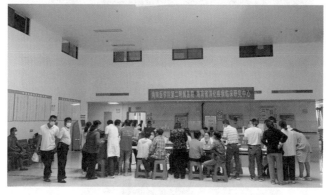

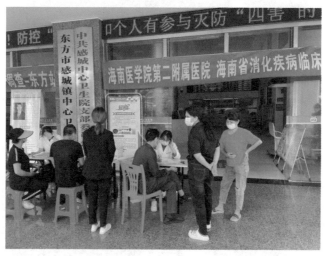